舰艇护航
病媒生物防治指南

郝蕙玲　主编

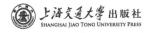
上海交通大学出版社
SHANGHAI JIAO TONG UNIVERSITY PRESS

内容提要

本书是一部关于航海预防医学领域病媒生物防治技术的指导性参考书,分上下两篇,共11章。上篇为技术基础篇,详细介绍了舰艇上常见病媒生物的种类及其危害、病媒生物防治方法、常用杀虫剂和灭鼠剂、常用杀虫灭鼠器械以及作业安全防护等内容。下篇为任务保障篇,概括性介绍了亚丁湾周边国家医疗卫生现状,对舰艇航前准备、航渡、海外港口靠泊、返航等几个不同任务阶段如何开展病媒生物防治进行了系统性指导。本书内容丰富、资料翔实,具有较强的实用性和针对性。本书可供海军舰艇卫生人员和海军后勤管理部门,以及航海卫生人员和航海卫生管理部门学习参考,同时也可供广大病媒生物防治工作者阅读参考。

图书在版编目(CIP)数据

舰艇护航病媒生物防治指南 / 郝蕙玲主编. —上海:
上海交通大学出版社,2024.1
　ISBN 978-7-313-30072-0

　Ⅰ.①舰…　Ⅱ.①郝…　Ⅲ.①护卫舰-疾病-传染媒介-生物控制-指南　Ⅳ.①R184-62

　中国国家版本馆CIP数据核字(2024)第011774号

舰艇护航病媒生物防治指南
JIANTING HUHANG BINGMEI SHENGWU FANGZHI ZHINAN

主　　编:郝蕙玲
出版发行:上海交通大学出版社　　　　　　　　地　　址:上海市番禺路951号
邮政编码:200030　　　　　　　　　　　　　　电　　话:021-64071208
印　　制:上海万卷印刷股份有限公司　　　　　经　　销:全国新华书店
开　　本:710mm×1000mm　1/16　　　　　　印　　张:10.75
字　　数:141千字
版　　次:2024年1月第1版　　　　　　　　　　印　　次:2024年1月第1次印刷
书　　号:ISBN 978-7-313-30072-0
定　　价:52.00元

编写委员会

主　编

郝蕙玲

审　稿

张　建　陈　华　王志慧

编　者

（以姓氏笔画为序）

王　飞　吕传禄　吕鸿雁　孙　宾

李旭霞　陈　华　陈　斌　林永丽

周宏元　郝蕙玲　段万顺

前　言

　　针对亚丁湾、索马里海盗日益猖獗的袭击行为，自2008年起，中国海军响应联合国安理会有关号召，经南海，过马六甲海峡，跨越印度洋，至亚丁湾、索马里海域开始执行护航任务，为确保海上通道安全发挥了重大作用。参加亚丁湾、索马里海域护航是大国担当的有力诠释，也是构建人类命运共同体的生动实践，对维护国家战略利益具有重要意义。

　　在任务舰艇远赴重洋履行使命过程中，需要长时间的海上独立保障，舰艇卫生防疫保障难度原本就较大，再加上任务海域周边国家大多经济落后，公共卫生体系薄弱导致传染病频发，特别是诸如登革热、疟疾、基孔肯雅病、利什曼病、克里米亚-刚果出血热等病媒生物性传染病高发，给任务官兵的健康带来严重威胁。当前，针对这类传染病尚无有效疫苗，最有效的手段就是将病媒生物彻底灭杀或控制在不足以造成传播风险的密度水平以下。

　　舰艇活动地域广泛、物资流动性大，对外交往频繁，都为病媒生物传播扩散提供了便利条件，而舰艇环境，特别是海上载人条件下实施病媒生物的防治较为困难。因此，系统性的技术措施、规范性的作业流程是防治工作得以有效开展的重要保障。

　　鉴于此，我们组织了多年从事病媒生物防治研究的专业人员，以及多次参加护航任务的基层卫生人员一起整理编撰了这部工作指南，供海军部队参考使用。本指南共分上下两篇，上篇为技术基础篇，侧重基础知识的讲授，

下篇为任务保障篇，侧重工作指导，两者互为补充，使用者可根据实际需求
选择应用。

　　限于编者水平有限，希望部队卫生防疫工作人员予以批评指正，以逐步
完善舰艇病媒生物防治的理论与实践。

编　者

2022 年 6 月

目　录

下篇　任务保障篇

技术基础篇

当前世界范围内广泛接受的病媒生物性疾病主要是指由节肢动物、鼠类（啮齿类）和软体动物起主要传播作用的传染病。广义的病媒生物包括人畜共患病中脊椎和非脊椎动物的终宿主和中间宿主以及动物储存宿主。而在舰艇上常见的病媒生物主要有鼠、蟑螂、蚊、蝇、虱、蚤、螨等，不仅可以传播多种疾病，还可通过骚扰或叮咬影响人们正常生活，有的甚至损坏物品、破坏舰艇设施，如咬噬电缆电线、污染食物等。因此，病媒生物会不同程度地威胁舰艇官兵的身体健康，甚至舰艇安全。本篇将就舰艇上常见病媒生物的种类及其危害、常用杀虫剂和灭鼠剂、常用杀虫灭鼠器械、病媒生物防治方法以及安全作业防护等内容展开概要性阐述和介绍。

第一章

舰艇常见病媒生物及其危害

一、常见鼠类及其危害

在我国已发现鼠类 150 多种，其中危害较大的有 10 多种。鼠类不仅会造成巨大的经济损失，还可传播多种疾病，严重损害人们的健康。

（一）常见鼠种类及其生物学特性

我军舰艇上的主要鼠种有褐家鼠（*Rattus norvegicus*）、黄胸鼠（*Rattus tanezumi*）和小家鼠（*Mus musculus*）。舰艇上鼠类的来源：舰艇停靠码头后陆地鼠沿缆绳、网兜和舷梯等处上舰；当舰与舰相靠时，鼠从一艘舰跑到另一艘舰上；舰艇装载物资时鼠随货物上舰。

1. 褐家鼠

1）外形特征

褐家鼠又称大家鼠、沟鼠、挪威鼠。体形粗大，体长 120～220 mm，体质量为 60～350 g。口鼻钝圆，背毛棕褐色，腹毛灰白色，尾毛短而稀疏，尾上面黑褐色，下面灰白色。耳短而圆，向前遮盖不到眼部。尾长短于体长。后足粗大，前后足背面白色。雌鼠乳头 6 对，即胸部 2 对，腹部 1 对，鼠蹊部 3 对。

2）生物学特性

褐家鼠常出没于墙根、屋角、垃圾堆、仓库、厨房、住房、厕所、下水管道、河湖沿岸、港口码头等潮湿地区，喜攀爬、游泳、潜水、弹跳，能迅速通过水平粗绳、管子、电缆等，能在直立的木头、管子和电缆上爬上爬下。褐家鼠昼夜活动，但以夜间为主。行动敏捷，但视力差，主要靠嗅觉、味觉、听觉和触觉活动。记忆力强，警惕性高，多沿墙根、壁角行走，行动小心谨慎，遇干扰立即隐蔽，对环境改变十分敏感，有新物反应，遇见异物即起疑心。因此，在人类干扰较少的地方，放置毒饵或投放捕鼠器灭鼠，常收效较小。故投放毒饵前应先投放无毒饵或投放慢性灭鼠剂方可获得理想效果；急性灭鼠剂会造成拒食行为，效果不佳。褐家鼠食谱广而杂，几乎所有的食品以及饲料、工业用油乃至某些润滑油，甚至垃圾、粪便、蜡烛、肥皂等都可作为它的食物。但它对食物也有选择性，嗜食含脂肪和水分充足的食物，其选择食物的偏好也随栖息场所不同而改变。鼠类有搬拖食物的习性，并会将其隐藏在洞内或其他隐蔽场所。因此，灭鼠时最好用粉状或小颗粒的毒饵，其效果较好。

褐家鼠的繁殖力很强，雌鼠受孕后，21～22 d 后就能分娩。产后即可受孕，每胎平均 7～10 只仔，最多可达 23 只。幼鼠 3 个月即可交配繁殖，生态寿命约 2 年。因此，对于曾有过褐家鼠侵扰的舰艇，巩固灭效的时间距上次灭杀的时间间隔不要超过 3 个月。

2. 黄胸鼠

1）外形特征

黄胸鼠又称黄腹鼠、尾鼠、屋顶鼠。体形中等，体长 140～180 mm，体质量为 60～180 g。与褐家鼠比较，体较纤细。背毛黄褐色，腹毛棕黄色，尾毛上下部相同色。耳大且薄，向前能遮盖上眼部。尾长大于体长。口鼻尖大，后足细长，前足背面中央毛色暗灰，后足背面白色。雌鼠有乳头 5

对，即胸部 2 对，鼠蹊部 3 对。

2）生物学特性

黄胸鼠常出没于橱柜上面、夹墙、杂物堆等处。黄胸鼠喜攀登，在粗糙表面能直攀而上，还可沿铁丝、电缆行走。黄胸鼠主要在夜间活动，黄昏和黎明前为其活动高峰期，但白天有时也出现，行为习性与褐家鼠相似，有明显的新物反应。黄胸鼠虽为杂食性，但主要以植物性食物为生，包括谷物、豆类、菜类、薯类、面粉等及其制品，含水分高的食物对其更有吸引力，如苹果、红薯、马铃薯、萝卜、蔬菜和馒头等；也食用动物性食物，包括肉、鱼、昆虫、蜗牛与蚯蚓等。

黄胸鼠一年四季繁殖，每年可产 3～4 胎，每胎平均生 5～7 只仔，最多达 16 只，怀孕期和哺乳期的情况与褐家鼠相似。出生后的幼鼠约 3 个月性发育成熟，生态寿命为 1 年多。因此，对于曾有过黄胸鼠侵扰的舰艇，巩固灭杀的时间距上次灭杀的时间间隔不要超过 3 个月。

3. 小家鼠

1）外形特征

小家鼠又称小鼠、小老鼠。体形较小，体长 60～90 mm，体质量为 7～20 g，口鼻长而尖。尾长与体长相等或略短。毛色变化较大，栖居野外及农田周围住宅区的小家鼠体毛偏黄褐色；栖居在城镇内的小家鼠体毛多偏灰褐色。背腹毛间一般无明显界限。尾毛短而稀疏。

2）生物学特性

小家鼠喜欢栖息于干燥的、离食物近的隐蔽场所，如柜子、厨房、仓库以及杂物堆积处等。常在仓库保温层打洞或在抽屉中筑巢。小家鼠昼夜活动，但以夜晚为主。成鼠独居生活，且活动范围小，寻食频繁，对环境抵抗力差，无新物反应，乐于接近新发现的目标，喜食各种粮食和油料种子。

小家鼠繁殖力强，在适宜条件下，一年四季能繁殖，年产5～7胎，每胎产仔4～6只，最多达16只。产后不久母鼠又可受孕，妊娠期为19 d，幼鼠2个月龄时即达到性成熟，生态寿命不到1年。因此，对于曾有过小家鼠侵扰的舰艇，巩固灭效的时间距上次灭杀的时间间隔不要超过2个月。

（二）鼠类的危害

1. 传播疾病

鼠类可以将自身携带的病原体直接传给人，或通过体外寄生虫间接传给人，其中，鼠类起到了传播媒介和保菌的作用。鼠类传播的疾病主要有：鼠疫、鼠型斑疹伤寒、钩端螺旋体病、肾综合征出血热、巴尔通体病、森林脑炎等。

2. 安全隐患

鼠类对粮食的损害尤为严重，这与它们喜食植物性食物密切相关。鼠类也常啃咬家具、电器、衣物、纸张、档案、书籍等，造成物品损坏。鼠类啃咬电缆绝缘材料，或窜入变压器中，会引起短路甚至引发火灾。

二、常见蟑螂及其危害

蟑螂，又称黄嚓、油虫、小强、灶蚂子、偷油婆等，属于蜚蠊目昆虫。舰艇上蟑螂的来源：舰艇停靠码头时，从码头爬行上舰；装载货物时随货物上舰（卵荚、幼虫或成虫）；随舰员携带的行李物品上舰；由舰上未清理干净的蟑螂卵荚孵化而出。

（一）常见蟑螂种类及其生物学特性

1. 常见蟑螂种类

我军舰艇上的蟑螂有德国小蠊（*Blattella germanica*）、美洲大蠊（*Periplaneta americana*）、黑胸大蠊（*Periplaneta fuliginosa*）、澳洲大蠊（*Periplaneta australasiae*）、日本大蠊（*Periplaneta japonica*）及褐斑大蠊（*Periplaneta brunnea*），但以德国小蠊最为常见，其次为美洲大蠊和黑胸大蠊。

2. 生物学特性

1）生活史

蟑螂的一生会经历卵、若虫和成虫 3 个阶段。雌虫交尾后通常 10 d 左右便开始产卵，卵产于豆荚状的卵鞘中，卵鞘坚硬。若虫从卵鞘中孵出后颜色逐渐变深，发育到成虫须经过 7～13 次蜕皮，每蜕一次皮便增长一龄，个体长大一些，末龄若虫蜕皮后长出翅膀变为成虫。成虫经 1 周左右即可成熟交配。蟑螂的繁殖能力非常强，1 只性成熟的雌蟑螂每隔 7～10 d 即可产出一只含有 14～40 粒卵的卵鞘，20～37℃之间孵化。温度越高，由卵孵化为若虫的时间越短，在 30℃恒温时，只需 20～30 d。德国小蠊雌虫一生一般可产 2～7 个卵鞘，1 个卵鞘平均可孵化若虫 30 只左右，1 年可繁殖 3～4 代。按 1 年 4 代推算，1 只雌性德国小蠊理论上 1 年可产 14 706 125 只蟑螂。如果不采取防治措施，这将严重影响舰员生活，甚至危害健康。

2）栖息习性

蟑螂喜暗怕光，为负趋光性昆虫。白天常躲在家具、橱柜、墙壁缝隙等阴暗角落，不易被发现。温暖、潮湿、阴暗、多缝和有食物的场所是蟑螂孳生繁殖的必需条件。蟑螂喜群居，能分泌一种信息素，具有招引同类集结的信息传递作用，随着粪便排出体外。所以，在被其粪便污染的地方，通常可见到成堆的蟑螂。

3）活动规律

温度对蟑螂的活动有显著的影响，当室温低于15℃时，绝大多数蟑螂不活跃，15～37℃最为活跃，37℃以上呈兴奋状态，超过40℃蟑螂趋于死亡。噪声、振动、强光及某些杀虫剂处理过的物体表面，蟑螂会自动回避或逃窜。蟑螂在夜间活动也有一定的规律性。一般在19点从其隐蔽的场所出来活动，大多在20～24点达到高峰，下半夜活动逐渐减少，有时也会在黎明前有一个活动小高峰。

4）食性

蟑螂属于杂食性昆虫，食物种类非常广泛。喜食腐败、发酵的有机物，如垃圾、粪便、动物尸体等；也喜食含糖、淀粉和油的香甜食品，如面包、馒头、糕点等；且常啃咬其他杂物，如衣服、书籍、皮毛、中药材、牙膏、肥皂等。对蟑螂的生存而言，水比食物更为重要，蟑螂能耐饥但不耐渴。

（二）蟑螂的危害

1. 传播疾病

蟑螂对人类的健康危害非常严重。现已证明，蟑螂可携带致病的细菌、病毒、真菌、原虫及寄生蠕虫，并且可作为多种蠕虫的中间宿主。由于蟑螂食性杂，到处取食、爬行，且边吃边拉，将自身携带的致病菌随处传播，给人类健康带来严重威胁。此外，蟑螂的分泌物中含有多种致癌物质，其粪便还可引起过敏性鼻炎、哮喘等。

2. 安全隐患

蟑螂有喜温喜暗的生活习性，电器设备内常因蟑螂侵害而导致故障，造成事故，故曾有"电脑害虫"之称，舰艇上蟑螂对电子设备设施的安全隐患不容忽视。

三、常见蚊类及其危害

蚊类属于双翅目昆虫，蚊虫不仅刺吸人血，而且是多种严重疾病的传播媒介，是最为常见的卫生害虫之一。舰艇上蚊虫的来源：舰艇停靠码头或近岸航行时，由岸上飞到舰上；随舰艇装载货物上舰；怀孕雌蚊将卵产在舰艇的水体后孵化而出。舰艇上重要的病媒蚊虫主要分为三大类，即按蚊、库蚊和伊蚊。

（一）常见蚊种及其生物学特性

1. 常见蚊虫种类

舰艇上常出现的蚊虫种类主要有 9 种，其中：按蚊 4 种，分别是嗜人按蚊（*Anopheles anthropophagus*）、中华按蚊（*Anopheles sinensis*）、微小按蚊（*Anopheles minimus*）、大劣按蚊（*Anopheles dirus*）；库蚊 3 种，分别是淡色库蚊（*Culex pipiens pallens*）、三带喙库蚊（*Culex tritaeniorhynchus*）、致倦库蚊（*Culex quinquefasciatus*）；伊蚊 2 种，分别是白纹伊蚊（*Aedes albopictus*）、埃及伊蚊（*Aedes aegypti*）。

2. 生物学特性

1）生活史

蚊虫的一生会经历卵、幼虫、蛹和成虫 4 个不同的阶段。前 3 个阶段生活在水中，羽化为成虫后飞离水体。完成这 4 个阶段所需的时间因种类、温度及营养等条件不同而异。蚊卵很小，长为 1 mm 左右，在适宜的温度（27℃）下，2～5 d 内孵化，但伊蚊卵在干燥的环境中可以生存 6～7 个月。卵孵化为幼虫俗称子孑，头大，腹部细长，末端有一根呼吸管（库蚊和伊蚊）或一对呼吸孔（按蚊），幼虫期共蜕皮 4 次，每蜕一次皮，便增加一龄，长大一些。幼虫期的长短与温度和食物有关，在水温25℃时，一般6～10 d，但也有1个月到几个月。四龄幼虫蜕皮后变成蛹，蛹呈逗点状，头部和胸部融合成圆球。蛹停止取食，但能运动，生活于水中，时常浮出水面，露出呼吸管来呼吸。在适宜的温度（27℃）下1～2 d羽化为成蚊。

根据蚊虫的生活史特点可知，对于舰艇上蚊虫的防治，除准备针对成虫的工具，如灭蚊灯、蚊香及喷洒杀虫剂外，对幼虫的防治也至关重要，重点在对其孳生地的定期清理，须每周1次。

2）孳生习性

不同种类蚊虫孳生的水体类型不尽相同，了解蚊虫孳生的环境习性是幼虫防治的先决条件。中华按蚊和三带喙库蚊主要在稻田、湖泊等大面积水域中；嗜人按蚊孳生在稻田、泉潭、沟渠等比较清凉的水体；微小按蚊幼虫孳生在水质较清、流动缓慢、阳光充足有水草的溪流、沟渠边缘；白纹伊蚊和埃及伊蚊孳生在小型积水容器中，特别是埃及伊蚊幼虫主要生活在室内饮用水缸中；淡色库蚊偏爱污水，主要生活在如污水沟、池、洼地、土井、不流动的湖泊、防空洞积水和各类有污水的容器中（见图1-1～图1-10）。

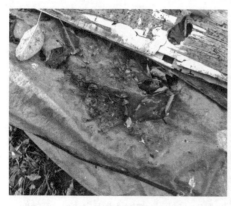

图1-1　废旧塑料薄膜凹陷处积水

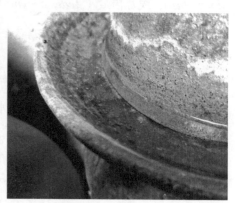

图1-2　泡菜坛坛沿水

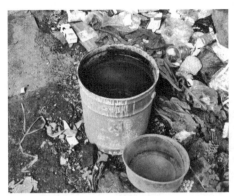

图 1-3 废旧水桶积水

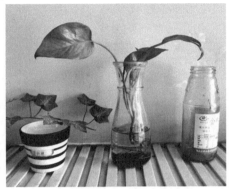

图 1-4 水培植物容器内

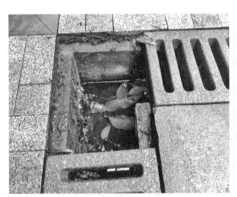

图 1-5 排水沟积水

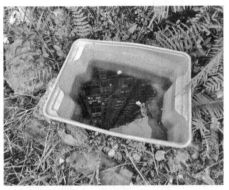

图 1-6 废弃方便盒积水

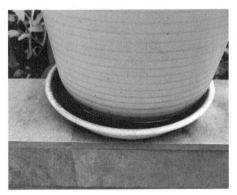

图 1-7 植物托盘积水

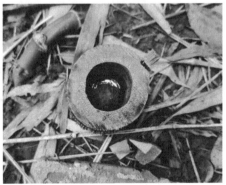

图 1-8 竹节积水

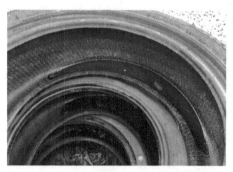

图 1-9　废旧轮胎积水

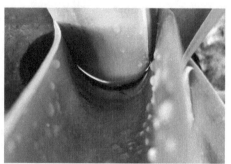

图 1-10　植物叶子积水

3）食性

在蚊虫的大家族中，只有雌蚊才吸血，雄蚊不吸血，一般以花蜜和植物汁液为食。雌蚊也吸食花蜜和植物汁液，但必须吸血后卵巢才能发育，繁衍后代。雌蚊多在羽化后 2～3 d 开始吸血，温度、湿度、光照等多种因素可影响蚊的吸血活动，比如气温在 10℃ 以上时雌蚊才开始吸血。一般，伊蚊多在白天吸血，按蚊、库蚊多在夜晚吸血；埃及伊蚊和白蚊伊蚊偏嗜人血，淡色库蚊和致倦库蚊既吸食动物的血（兽类、鸟类、爬行类和两栖类），也吸食人血，但没有严格的选择性，因此蚊虫可传播人畜共患病。

4）越冬

越冬是蚊虫对冬季气候变化的一种生理性适应。当气候变冷温度降到 10℃ 以下时，蚊虫就会停止繁殖且大量死亡。存活的蚊虫会以卵或成虫的形态越冬，以成虫越冬的蚊虫常躲在可以避风、避寒的地方。

（二）蚊虫的危害

蚊虫除因刺叮吸血而骚扰影响人类正常生活外，主要的危害在于其传播疾病，蚊类传播的疾病统称蚊媒病。我国流行的蚊媒病主要有：疟疾、流行性乙型脑炎（简称乙脑）、登革热等。除了上述传统蚊媒传染病之外，一些新发蚊媒传染病如西尼罗热、基孔肯雅热埃博拉病毒病、裂谷热等近年来在全球的流行地域不断扩展、流行频率不断增强，呈加剧发生和流行趋势，给人类健康带来了严重威胁。

1. 寄生虫病

疟疾：疟疾俗称打摆子，是由人类疟原虫感染引起的一种寄生虫病。疟原虫是一种肉眼不可见的单细胞生物。蚊虫叮咬过疟疾患者再去叮咬健康人，就会将疟原虫传染给健康人使其感染致病。疟疾分为间日疟、恶性疟、三日疟和卵形疟，三日疟和卵形疟较少见。

2. 病毒性疾病

流行性乙型脑炎：流行性乙型脑炎由乙型脑炎病毒引起，是人畜共患的自然疫源性疾病，广泛流行于亚洲的大部分地区，通常是地区性流行，猪是该病的主要传染源，通过蚊虫叮咬吸血感染健康人。

登革热：登革热是由登革热病毒引起的急性传染病，主要通过伊蚊传播，埃及伊蚊是其主要传播媒介，其次是白纹伊蚊。登革热病毒有 4 个血清型，在人体引起两种不同症状的疾病，即典型登革热（伴有休克综合征，病死率很低）和登革出血热（病死率较高）。登革热病毒在我国海南、广东南部和台湾地区常有流行。

四、常见蝇类及其危害

蝇类属于双翅目昆虫，除骚扰人们正常的工作和生活外，主要是携带病原体传播疾病、刺吸人血（少数蝇种），危害巨大，是常见的卫生害虫之一。舰艇上蝇类的主要来源：舰艇停靠码头时，由岸上飞到舰上；随舰艇装载货物上舰；由舰艇上未清理干净的蝇卵、幼虫或蛹孵化、羽化而出。

（一）常见蝇类及其生物学特性

1. 常见蝇类

常见的蝇类有8种。蝇科2种：家蝇（*Musca domestica*）、厩腐蝇（*Muscina stabulans*）；丽蝇4种：大头金蝇（*Chrysomya megacephala*）、丝光绿蝇（*Lucilia sericata*）、铜绿蝇（*Lucilia cuprina*）、巨尾阿丽蝇（*Aldrichina grahami*）；麻蝇2种：棕尾别麻蝇（*Boettcherisca peregrina*）、黑尾黑麻蝇（*Helicophagella melanura*）。其中最常见的是家蝇、大头金蝇、丝光绿蝇、厩腐蝇等。

2. 生物学特性

1）生活史

蝇一生须经历卵、幼虫、蛹和成虫4个阶段。多数种类的雌蝇均产卵，也有一些种类，如多数麻蝇和某些家蝇科是直接产幼虫，更为独特的是舌蝇和蛹蝇的种类是产成熟的幼虫，幼虫产出后不久即变为蛹。蝇卵产于人、畜粪便，腐败动物质，腐败植物质以及垃圾中。卵的发育需要一定的温度和湿度，卵期的长短与温度有关，如家蝇35℃时卵期最短，仅6～8 h，低于8℃或高于40℃卵则死亡。蝇幼虫有3个龄期，幼虫期一般不离开孳生地，以孳生地的有机物为食，幼虫期一般5 d左右，最低发育温度7℃，最高发育温度43℃，最适宜的发育温度为35℃。幼虫成熟后停止进食，在孳生环境表层或疏松干燥的内层中化蛹。蛹呈桶状，蛹期的时间与环境的温度和湿度密切相关，一般蝇类5 d左右即可羽化为成蝇。羽化成蝇后不久即可交配。

根据蝇类的生活史特点可知，对于舰艇上蝇类的防治，除针对成虫的物理防治如灭蝇灯、粘蝇绳、粘蝇纸、电蚊拍，及化学防治如喷洒杀虫剂

外，对幼虫的防治也至关重要，重点在对其孳生地的定期清理，最好每周
1次。

2）孳生习性

蝇类幼虫的孳生习性主要分为自由生活和寄生生活两大类。自由生
活的蝇蛆孳生场所非常广泛，包括人畜禽粪、腐败动物质（小动物尸体、
肉类加工的废弃物等）、腐败植物质和垃圾。寄生生活的蝇蛆多寄生于牲
畜身体内，如马、牛、羊的胃肠道以及皮下、眼、鼻等处，亦可寄生在
动物的创口上。专性寄生的蝇蛆在动物体上发育成熟后，通过不同方式
离开动物体而落于土地上化蛹，再羽化为成蝇，此种蝇类幼虫亦可偶然
寄生于人体，造成蝇蛆病，如皮蝇、狂蝇等，但一般不能在人体内发育
成熟。

3）食性

蝇类的食性非常复杂，有蜜食性的污蝇属，粪食性的腐蝇属、厕蝇属，
血食性的螫蝇属、舌蝇属，以及最为常见的杂食性种类，如家蝇、麻蝇、丽
蝇、绿蝇、金蝇等。

4）活动与扩散

蝇类的活动和栖息场所因种类不同而异。蝇类的活动时间主要是在白
天，常因气候条件、食物与孳生物质的引诱或附近有大量孳生物质的存在
而有所变动。蝇类的活动受温度的影响很大，如家蝇在 4～7℃时仅能爬
动，在 20℃以上才比较活跃，在 30～35℃时最为活跃，在 35～40℃时
静止，致死温度为 45～47℃。家蝇善飞翔，但通常情况下，主要在栖息
地附近觅食。蝇类的扩散受气象因素（特别是风向、风速）、孳生物质的
气味以及种群密度等因素的影响，可以从一地迁移到另一地栖息。另外，
被交通工具如汽车、火车、轮船、飞机等携带，常是家蝇被动迁移的重要
原因。

5）越冬与夏蛰

当寒冷的冬季或炎热的夏季不利于生长繁殖时，蝇类以越冬或夏蛰来度过。不同地区不同的种类，可以以不同的虫态越冬，有幼虫、蛹，也有成虫。以幼虫越冬者，多在孳生物的底层；以蛹态越冬者，多数是钻入孳生场所附近的土壤中化蛹，有的也可以在孳生物中；以成虫越冬者，常在墙缝、房屋角落、菜窖、枯井等微小气候比较稳定的场所。一些住区蝇类如厕蝇、腐蝇、丽蝇等，对较高温度均不适应，盛夏时数量锐减，甚至绝迹，待秋凉后再出现，它们夏蛰的虫态尚不明确；半住区蝇类的毛腹雪种蝇以蛹越夏，蛹期可长达五个多月。

（二）蝇类的危害

蝇类对人的危害，除了侵入住室、工作环境中骚扰、少数蝇种刺螫吸血，影响人们正常的生活和工作外，主要是能传播多种传染性疾病。此外某些蝇类的幼虫（蛆）可寄生于人体组织或肠道而致蝇蛆病。

1. 生物性传播的疾病

锥虫病：也称睡眠病，非洲的舌蝇（*Glossina*），俗称采采蝇，为该病的传播媒介。锥虫会在蝇体内发育，当舌蝇吸血时入侵到人或动物体内。该病仅分布于非洲，是非洲常见的人畜共患病之一。

眼吸吮线虫病：是由结膜吸吮线虫（*Thelazia callipaeda*）和加利福尼亚吸吮线虫（*Thelazia californiensis*）寄生于人眼结膜囊和泪管内所致的眼疾患。线虫的幼虫在某些蝇类体内发育为感染性幼虫后到达蝇口器，当蝇舐吸人眼时侵入人眼内而感染。已证实的传播媒介有变斑纵眼果蝇、家蝇、夏厕蝇、本氏厕蝇和吸吮厕蝇。

2. 机械性传播的疾病

蝇类机械传播的病毒约 30 种，立克次体 10 余种，细菌 100 余种，原虫约 30 种。此外，还可携带多种蠕虫卵。

3. 蝇蛆病

蝇蛆病主要是指蝇类幼虫（蛆）寄生于人畜的组织或器官等处而引起的疾病。

4. 骚扰和吸血

蝇类除了飞到室内影响人员工作和休息外，有的种类还可刺螫吸血，如厩螫蝇、黄尘蝇等。

五、其他病媒生物及其危害

蚤类、螨类是鼠类身上最常携带的寄生虫，会叮咬、刺吸人血并传播疾病，如果不加防控，任其孳生，会给艇员的生活、工作及健康带来严重影响。另外，臭虫的密度在中国虽一度被控制在极低水平，但近年来又开始抬头，对此，常有侵害报道，也应予以关注。

（一）常见蚤类及其危害

蚤，俗称"跳蚤"，属于蚤目昆虫，是哺乳动物和鸟类的体外寄生虫。常吸血骚扰，并可传播鼠疫、鼠源性斑疹伤寒等疾病。

常见的与传播疾病相关的蚤类有印鼠客蚤（*Xenopsylla cheopis*）、人蚤（*Pulex irritans*）、猫栉首蚤（*Ctenocephalides felis*）、方形黄鼠蚤（*Citellophilus tesquorum*）、缓慢细蚤（*Leptopsylla segnis*）、二齿新蚤（*Neopsylla bidentatiformis*）。

1. 生物学特性

蚤的一生需经历卵、幼虫、蛹和成虫 4 个阶段。蚤一般将卵产于宿主的巢穴内或地表，在适宜的温、湿度条件下，4～5 d即可孵出幼虫。幼虫以生活环境中的有机物碎屑和成虫的消化或半消化的血便为食，一般在2～3周内经2次蜕皮结茧后即变为蛹。蛹期通常为1～2周，成虫出茧后不久即可吸血、交配、产卵。根据蚤类的生活史特点，舰艇上若发现有蚤类，两次灭杀的时间间隔不可超过1个月。

蚤类主要孳生于阴暗、潮湿、有动物宿主居留的地方，如室内、墙角、床下及宠物、鼠类的巢中。成蚤由于吸血和对温度的需求，常寄居于宿主的毛发间，或游离到宿主居住场所及附近。蚤类的越冬与蚤种、地理分布、环境气候和宿主有关。当气温下降到一定程度后，幼虫停止发育，成虫随宿主进入冬眠不再吸血，雌蚤卵巢停止发育。在温暖的南方，只要宿主不冬眠，蚤也不冬眠，常年活跃。

2. 蚤类的危害

蚤类通过刺叮吸血和寄生可以给人畜造成直接损害，还可以作为人畜多种疾病的传播媒介以及某些寄生虫的中间宿主，给人畜造成较为严重的间接危害。

1）传播疾病

鼠疫：鼠疫是由鼠疫杆菌引起的一种烈性传染病，以蚤类为媒介在鼠或兔等啮齿动物间传播，是一种典型的自然疫源性疾病。由于人类或家栖鼠类活动时接触了带鼠疫杆菌的动物或被带菌蚤类刺叮而感染发病，从而造成鼠间和人间鼠疫流行。

鼠源性斑疹伤寒：又称地方性斑疹伤寒，也是一种自然疫源性疾病，病原体是莫氏立克次体，印鼠客蚤是重要的传播媒介。本病广布全世界，但主要流行于热带和温带较暖湿的地区。当印鼠客蚤吸入带有病原体的宿主血液后，莫氏立克次体在胃上皮细胞内大量增殖，当宿主的皮肤或黏膜的伤口接触了带有病原体的蚤类粪便或蚤类尸体时，病原体即传给了宿主；

另外，也可能通过由带病原体的蚤尸或蚤粪干燥后产生的气溶胶感染鼠体甚至人体。

其他疾病：蚤类还易传播野兔热、兔黏液瘤等疾病，危害人类健康。

2）影响生活

蚤类是吸血性昆虫，雌雄均可吸血，而且吸血频度较高，吸血量较大。蚤类在皮肤爬行及刺叮吸血时，可引起骚扰、刺激，甚至疼痛，致使人烦躁、失眠，影响正常的工作和休息。甚至有人被叮咬后，出现局部组织的变态反应，起丘疹至风疹。

（二）常见螨类及其危害

螨类属于蛛形纲，不是昆虫。常见的螨类有恙螨、革螨和尘螨。

1. 生物学特性

螨体形微小，一般 0.1 毫米至几毫米，寄居在人或动物上，嗜吸血液，能传播疾病。舰艇上的螨类有寄生于鼠类体表的革螨和恙螨，以及孳生于卧室的枕头、被褥、软椅等处的屋尘螨和孳生在食品仓库、中药材等处的粉尘螨等。

2. 螨类的危害

革螨分布广泛，寄生型种类在小哺乳动物啮齿类和鸟类上数量大，能反复吸血，从而传播病原体。引起的疾病主要有皮炎、流行性出血热、森林脑炎、Q 热、立克次体病和疱疹立克次体病、地方性斑疹伤寒等。

恙螨的宿主范围包括哺乳动物（啮齿类和食虫类）、禽类、爬行类和两栖类。鼠类中的黄胸鼠、褐家鼠、黑线姬鼠等是主要宿主，引发的疾病有恙螨皮炎、恙虫病、肾综合征出血热等。

尘螨呈世界性分布，舰艇上主要集中于舱室中。尘螨引发的疾病有变应性皮炎、变应性哮喘、变应性鼻炎、慢性荨麻疹等。

（三）常见虱类及其危害

虱，俗称"虱子"，属于虱目昆虫，是寄生于鸟类和哺乳动物体表的专性寄生虫，其发育各期都离不开宿主。虱不仅吸血骚扰，还传播疾病，影响人体健康。寄生于人体的虱类因其寄生部位的不同可分为人虱（*Pediculus humanus*）和阴虱（*Phthirus pubis*），人虱又分为头虱（*Pediculus humanus capitis*）和体虱（*Pediculus humanus corporis*）两个亚种。

1. 生物学特性

虱的一生须经历卵、若虫和成虫 3 个阶段。虱卵椭圆形，白色，大小为 0.8 mm×0.3 mm，黏附在毛发和织物的纤维上。在人体体表环境下，卵经 7～9 d 即可孵出若虫，若虫孵出后即可吸血，经 3 次蜕皮约需 10 d 即变为成虫。成虫体形小，不超过 5 mm。从卵到成虫，在适宜的温、湿度条件下，人虱需 23～30 d，阴虱需 34～41 d。人体虱在体表寄生，成虫寿命约 30 d，最长不超过 60 d。

虱对寄主有选择性。人虱一般不会寄生于其他动物体，其寄生部位也较恒定，如头虱主要寄生于人头发上；阴虱则主要寄生于阴毛丛，有趋黑、趋暗性，对温度与湿度要求较高。如果宿主出汗或发烧，虱可从体表爬到体外，转移宿主，这种习性与传播疾病有关。虱的传播是由于个人卫生不良和人与有虱人之间的接触。除了直接接触之外，如互穿衣服、共用被褥、穿戴有虱人的衣帽、共用梳子，或将衣帽与有虱人衣帽同放在一起，也是传播途径。

2. 虱类的危害

虱在叮咬吸血时，将其唾液注入皮肤，可以诱发刺激性皮肤炎症。开始时被叮咬处出现红点，有瘙痒感，几天即可消失。但如被虱反复叮咬可出现丘疹和瘀斑，若皮肤破损处瘙痒可造成继发性细菌感染以至出现脓疱、疖肿和湿疹等。此外，体虱被认为是传播流行性斑疹伤寒、回归热、战壕热的主要媒介。

（四）常见臭虫及其危害

臭虫，又称床虱、壁虱，属于半翅目昆虫。臭虫栖居于人的居室、床榻，嗜吸人血的臭虫有 2 种，即温带臭虫（Cimex lectularius）和热带臭虫（Cimex hemipterus）。由于臭虫叮咬、吸食人血，会导致被咬者出现皮肤过敏、红肿、疼痛、瘙痒，甚至借此传播疾病，这些都会严重影响人们正常的生活、工作和健康。

1. 生物学特性

臭虫的一生须经历卵、若虫和成虫 3 个阶段。从卵到成虫的整个发育过程，在温度适宜条件下（35～37℃）约 35 d，一年可繁殖 5～6 代（寒冷地区约 3～4 代），成虫寿命一般为 1 年左右。雌、雄成虫和若虫均吸血，吸血时间多在夜间。吸血时能分泌一种碱性涎液，通过口器注入人体来防止血液凝固，此种涎液对人有刺激性，使叮刺部位红肿奇痒。若虫孵出后即能吸血，每次吸血需 6～9 min。臭虫很贪食，吸血量可以超过它体重的 1～2 倍，通常每隔 24～48 h 吸血 1 次。成虫每次吸血大约持续 10～15 min，吸血时，一般不直接趴在皮肤上面，而是停在紧接皮肤的被褥、衣服或家具上，吃饱就离开。臭虫耐饥能力超强，在温度较低、湿度较大的环境里，通常成虫能耐饿 6～7 个月，甚至可达 1 年以上。臭虫怕光，多在夜间活动，但白天也能吸血。臭虫主要栖息在室内的床架、帐顶四角、墙壁、天花板、被褥、草垫、床席等缝隙和糊墙纸的后面。在其栖息处常可观察到许多棕褐色的粪迹。臭虫喜群居，并可藏于衣物、行李而随之散布各处。

2. 臭虫的危害

尽管从臭虫身上已分离出了乙肝病毒、细菌等多种病原体，但是还没有证据显示臭虫是一些病毒、细菌、原生动物的载体，因此医学重要性不明显。臭虫叮咬既可能是很小刺激，也可能是快速或迟发的免疫反应，甚至是严重的过敏症。此外，长期被臭虫叮咬会造成缺铁性贫血，其粪便也可能引起哮喘等，都值得关注。

精神健康也是公共卫生的一部分，媒体报道了不计其数的与臭虫有关的精神健康问题。其中包括臭虫作为社会心理学压力之一，导致的噩梦、失眠、焦虑、抑郁症、社会隔绝，甚至自杀等恶性事件。美国疾病预防控制中心和美国环境保护署一致认为臭虫是一种"严重危害公共健康"的害虫。

第二章
常用卫生杀虫剂及其应用

卫生用杀虫剂是用来杀灭或驱除病媒生物的天然或人工合成的药物制剂，杀虫药剂发挥作用必须具备一定的条件，如直接与昆虫接触，需要一定的作用时间，要有适宜的温度条件等。但不管药剂的药效多么好，如不能正确、合理使用，不仅会给环境带来污染，还会使许多害虫产生抗药性，给今后的害虫防治带来更大的困难。因此，对每个现场工作者来说，必须详细地掌握药物的性质及对害虫的作用方式，正确进行药物配制及施药，了解药物与器械之间的关系及防止或延缓害虫对药剂产生抗药性的方法措施，方能达到较好的防治效果。必须明确指出，在今后除害工作中，决不能全部依赖杀虫药剂。应在充分了解虫害情况后，积极采取综合防治措施，在尽量减少环境污染的同时，快速控制病媒生物的密度。

一、常用卫生杀虫剂的剂型

（一）卫生杀虫剂剂型分类

卫生杀虫剂剂型有多种分类。一般分为可直接使用的剂型和借助器械设备使用的剂型。借助器械设备使用的剂型又可分为直接使用的剂型、供加水稀释使用的剂型、供加有机溶剂使用的剂型。如表2-1所示。

表 2-1　常用卫生杀虫剂剂型分类及代码

分　类	代码		剂型名称	使　用　方　法
直接使用的剂型	MC		蚊香	点燃固体载体缓慢燃烧，有效成分缓慢释放
	EL		电热液体蚊香	通电加热
	ET		电热片蚊香	通电加热
	AE		气雾剂	控制阀门靠液化气挥发而释放
	SF		喷射剂	手动压缩喷雾
	RB		毒饵	用于引诱害虫取食的含毒饵料
	FU		烟雾剂	点燃后有效成分以烟态释放
	MP		防蛀剂	打开包装自然挥发
供器械设备使用的剂型	①	EC	乳油	加水稀释，喷雾设备对害虫活动、栖息地做滞留喷洒
		SC	悬浮剂	
		EW	水乳剂	
		ME	微乳剂	
		WP	可湿性粉剂	
		CS	微胶囊剂	
		SL	可溶性液剂	
		WG	水分散性粒剂	
		SP	可溶性粉剂	
	②	EC	乳油	加有机溶剂稀释，超低容量或热烟雾设备作空间快速喷雾

（续表）

分　类		代码	剂型名称	使　用　方　法
供器械设备使用的剂型	②	OL	油剂	加有机溶剂稀释，超低容量或热烟雾设备作空间快速喷雾
	③	EC	乳油	直接利用超低容量或热烟雾设备作空间快速喷雾
		HN	热雾剂	直接利用热烟雾设备作空间快速喷雾
		UL	超低容量液剂	直接利用超低容量喷雾设备作空间快速喷雾

注：① 加水稀释配合喷雾设备使用的剂型；② 加有机溶剂稀释使用的浓缩剂型；③ 直接使用（不稀释）的剂型。

（二）卫生杀虫剂主要剂型简介

1. 喷射剂

喷射剂的配制比较简单，直接对一定含量的杀虫有效成分添加适当的溶剂、助剂稀释制成。使用时，通过手动加压使喷雾液喷出。由于这种喷雾方式形成的雾滴较粗，一般作滞留喷洒用。

2. 毒饵

毒饵主要是由杀虫有效成分和引诱性物料混合制成，以引诱有害昆虫取食而使其受药致死的一类剂型的总称。毒饵使用方便、效率高、用量少、布放集中、不污染环境。

3. 烟雾剂

烟雾剂是将杀虫有效成分混合在可燃性材料或经化学反应可产生热能的载体中，在燃烧或化学反应过程中，将杀虫有效成分蒸发挥散入空气形成气溶胶的一种特殊杀虫剂型。当空间的有效成分达到一定浓度后，就能对害虫产生刺激、驱赶、麻痹、击倒及致死的作用。持续时间较短，杀虫快速且效果好。但在某些气流运动比较大的环境和场所不适宜。

4. 乳油

乳油是由杀虫剂原药（原油或原粉）按配方要求的比例溶解在有机溶剂，再加入一定量的乳化剂等助剂后制成均相透明的油相溶液。使用时加水稀释，有效成分以微小液珠的形式悬浮在水中，形成相对稳定的乳状液。这种含有效成分的乳状液可以借助喷雾设备进行表面滞留喷洒。

5. 可湿性粉剂

可湿性粉剂含有杀虫剂原药、载体（无机矿物质）和填料、表面活性剂（润湿剂、分散剂、辅助剂、稳定剂、警戒剂等）等。使用时加水稀释，有效成分以微小固体的形式悬浮在水相中，形成相对稳定的悬浮液。这种含有效成分的悬浮液可以借助喷雾设备进行表面滞留喷洒。

6. 悬浮剂

悬浮剂是不溶于水的固体杀虫剂在水中的分散体。使用时加水稀释，有效成分以微小固体的形式悬浮在水相中，形成相对稳定的悬浮液。这种含有效成分的悬浮液可以借助喷雾设备进行表面滞留喷洒。

7. 微胶囊剂

微胶囊剂是将杀虫活性物质和适宜的高分子囊壁材料溶解在高闪点有机溶剂中制成油相，接着将油相在剪切条件下加入含有合适乳化剂和保护剂的水相溶液中，形成水包油形式，然后在一定温度下进行数小时反应，最后形成规则、均匀的微胶囊颗粒。微胶囊悬浮剂和普通悬浮剂相比具有持效性长、环境友好等优点。使用时加水稀释，有效成分以微小固体的形式悬浮在水相中，形成相对稳定的悬浮液。这种含有效成分的悬浮液可以借助喷雾设备进行表面滞留喷洒。

8. 水乳剂

杀虫剂原药和少量有机溶剂组成的油相以小油珠的形式分散在水相中形成一种相对稳定的乳状液体系。使用时加水稀释，有效成分以微小液珠的形式悬浮在水相中，形成相对稳定的、外观为不透明的乳状液。这种含有效成分的乳状液可以借助喷雾设备进行表面滞留喷洒。

9. 微乳剂

微乳剂是由杀虫剂原药和少量有机溶剂组成的油相以极细小的油珠分散在水相中形成的一种光学透明或半透明且热力学稳定的分散体系。这种含有效成分的稳定乳状液可以借助喷雾进行滞留喷洒。

10. 水分散粒剂

水分散粒剂是由杀虫剂原药、分散剂、崩解剂、黏结剂等组成，可在水中快速分散的颗粒状杀虫剂型。水分散粒剂是在可湿性粉剂、悬浮剂基础上发展起来的新剂型，水分散粒剂的外观因造粒工艺的不同而呈球状或柱状颗粒，可以在水中自发崩解、分散、悬浮。使用时加水稀释，有效成分会以微小固体的形式悬浮在水相中，形成相对稳定的悬浮液。这种含有效成分的悬浮液可以借助喷雾设备进行表面滞留喷洒。

11. 热雾剂

热雾剂是将杀虫剂有效成分溶解在具有适当闪点和黏度的有机溶剂中，再添加一些其他必要成分配制成的制剂，使用时借助烟雾机产生的机械力和电加热作用，定量地被压送到烟化管内与高温、高速气流混合后喷到大气中，之后迅速挥发，形成直径数微米至数十微米大小的液体颗粒，分散悬浮于空气中形成气溶胶。

12. 超低容量喷雾剂

超低容量喷雾剂含有较多的高沸点油质溶剂，不能做常规喷雾使用；一般不含或少含乳化剂等表面活性成分，不能加水喷雾使用。使用机动背负式或电动离心式超低容量喷雾器直接进行空间喷雾处理。

13. 缓释剂

缓释剂是利用物理或化学的手段，使杀虫剂储存于加工品中，然后又使之缓慢释放出来的一种剂型。缓释剂可减少药物流失、延长药效，可减少用药次数、节省劳力，并减少对环境的污染。缓释剂还能使一些易分解失效的药物得到很大改善。缓释剂有微胶囊、塑料块、多层带、杀虫涂料、杀虫油漆等多种形式。

二、影响杀虫剂应用的因素

舰艇上卫生杀虫剂的应用效果受多种因素的影响，如杀虫剂的种类及剂型、昆虫的种类及危害程度、环境条件等。

（一）杀虫剂因素

1. 种类

杀虫剂的种类不同，其理化特性及毒性也不相同，如拟除虫菊酯类杀虫剂高效、广谱、击倒快、对人畜低毒，但易产生抗药性，须经常与其他杀虫剂混配使用。

2. 浓度

一般而言，浓度越高，毒效（性）就越强，但超过一定限度，浓度增加，毒效不一定提高。因此，要合理掌握用药浓度，浓度不够杀不死，易产生抗性；浓度过大不仅造成浪费，还污染环境。

3. 剂型

杀虫剂的剂型应根据其毒理特性进行配制，有胃毒作用的杀虫剂，对于蟑螂的杀灭效果，毒饵优于喷洒；烟雾剂或熏蒸剂效果优于其他剂型，害虫密度过高或有疫情发生时，烟雾剂或熏蒸剂可以快速控制虫害。

4. 毒性

衡量杀虫剂对人和动物潜在毒性的指标是半数致死量，即 LD_{50}，或叫致死中量。一般采用经口 LD_{50} 值和经皮肤吸收 LD_{50} 值来表述。半数致死量表示的是杀死 50% 受试动物所需药物有效成分的平均剂量，以动物每公斤体重毫克数（mg/kg）表示，反映了各种化合物对受试动物的急性毒力，但并不能反映药物在现场使用时产生的危害。药物毒性在实际应用中还会受到剂型、施药浓度、施药方法等多种因素的影响。

（二）昆虫因素

不同类型的昆虫，因为生活方式、生理功能不同，对杀虫剂表现出不同的敏感度，所以杀灭效果各不相同。因此，要根据不同的病媒昆虫选择相应的杀虫剂。在舰艇上最好选择广谱、兼具杀灭多种病媒昆虫的杀虫剂。

（三）环境因素

1. 温度

温度上升，昆虫生理代谢增强，可使中毒速度加快；温度升高也会提高杀虫剂的溶解度、穿透性、挥发性及扩散性，从而增强药效。

2. 光照

光解作用是大多数农药降解的途径之一，接受紫外线较强的场所，药物持效期会极大地缩减。

3. 湿度

环境湿度对杀虫剂的影响显著，特别在潮湿环境表面施药后，蓄积在物体表面的水分对杀虫剂会产生水解作用，影响药效。

4. 害虫抗药性

长期单一使用某种杀虫剂，会使害虫产生抗药性。因此，即使杀虫效果好的杀虫剂，也不能长期单一地使用，须采取轮换用药的方式或是多种杀虫剂混配使用等方式。

5. 施药器械

雾滴的大小、数量、均匀度会影响其在空间中的飘浮、沉降及分布，从而影响杀虫效果。

三、杀虫剂的种类

卫生杀虫剂的品种很多，按来源和化学成分通常可分为以下几类。

（一）无机杀虫剂

无机杀虫剂主要由天然矿物原料加工、配制而成，又称矿物性杀虫剂，实际使用较少。常用的有效成分主要有硼酸和二氧化硅两个品种。

1）硼酸（boric acid）

分子式：H_3BO_3，一种无机酸。

应用：硼酸曾被美国国家环境保护局用作防治蟑螂、白蚁、火蚁、跳蚤、蠹鱼和其他爬行害虫的杀虫剂，硼酸会影响它们的新陈代谢并腐蚀它们的外骨骼。硼酸也可以做成饵剂直接使用，如 35% 杀蟑饵剂。

2）二氧化硅（silicon dioxide）

分子式：SiO_2，一种酸性氧化物。

应用：可防治蟑螂、蚂蚁，用 75% 粉剂按 $3 \sim 4\ g/m^2$ 喷洒使用。

（二）生物源杀虫剂

生物源杀虫剂是生物本身或代谢产生的具有杀虫活性的物质，根据来源又可分为植物源、微生物源、昆虫生长调节剂类杀虫剂等。植物源杀虫剂的有效成分来源于植物，如生物碱、除虫菊酯等。微生物源杀虫剂的有效成分为微生物或其代谢产物，如苏云金杆菌、白疆菌、绿疆菌、阿维菌素等。昆虫生长调节剂使用较多的有吡丙醚、双氧威、灭幼脲、氟虫脲、灭蝇胺等。

1. 植物源杀虫剂

很多植物体内含有杀虫活性物质，可以用作杀虫剂。如将除虫菊花、鱼藤的根粉碎成粉状或可直接将其水浸液做杀虫剂使用，也可用化学溶剂将活性成分提取出来，加工成合适的剂型使用。如桉树脑、香叶醇、胡椒酚、丁子香酚等有效成分与其他杀虫剂复配成电热蚊香片或杀虫气雾剂，又如可以加工成 0.55% 除虫菊素杀虫气雾剂、6% 除虫菊素乳油等。

2. 微生物源杀虫剂

可用来防治害虫的某些细菌、真菌、病毒和微孢子虫等病原微生物，以及微生物发酵产生的具有杀虫活性的物质都属于微生物源杀虫剂范畴。目前，世界上已分离并商品化的微生物有苏云金杆菌、绿僵菌、白僵菌、球形芽孢杆菌等少数几种，可用来灭蚊蚴、防治蟑螂。微生物发酵产物类杀虫剂有多杀菌素、阿维菌素、甲氨基阿维菌素等，其中阿维菌素在卫生害虫及蚁类防治中应用较多。

阿维菌素（avermectin）

阿维菌素是一种十六元大环内酯化合物，由链霉菌中阿维链霉菌（*Streptomyces avermitilis*）发酵产生。

分子式：$C_{48}H_{72}O_{14}$（B_{1a}）·$C_{48}H_{72}O_{14}$（B_{1b}）

毒性：原药大鼠急性经口 LD_{50} 为 10 mg/kg，小鼠急性经口 LD_{50} 为 13 mg/kg，大鼠急性经皮 LD_{50} 大于 380 mg/kg，大鼠急性吸入 LC_{50} 大于 5.7 mg/L。

应用：对螨类和昆虫具有胃毒和触杀作用，不能杀卵。常用制剂有

0.15% 增效阿维菌素乳油，0.2% 阿维菌素乳油，0.5% 阿维菌素可湿性粉剂，0.9% 阿维菌素乳油，1% 阿维菌素乳油，1.8% 阿维菌素乳油等。

3. 昆虫生长调节剂

昆虫生长调节剂是一类特异性杀虫剂，也称为昆虫发育抑制剂，在使用时不直接杀死昆虫，而是在昆虫个体发育时期阻碍或干扰昆虫的正常发育，使昆虫个体生活能力降低甚至死亡，进而使种群灭绝。昆虫生长调节剂具有对人畜安全，不污染环境以及对多数非靶标生物无害或无大害的优点，其不足之处是只局限于昆虫某些发育阶段且作用缓慢。这类杀虫剂包括保幼激素、抗保幼激素、蜕皮激素和几丁质合成抑制剂等。在卫生害虫防治上应用的主要有保幼激素类似物和几丁质合成抑制剂。

1）吡丙醚（pyriproxyfen）

别名：灭幼宝、蚊蝇醚。

毒性：按我国农药毒性分级标准，吡丙醚属于低毒杀虫剂。原药大鼠急性经口 $LD_{50} > 5\,000$ mg/kg，大鼠急性经皮 $LD_{50} > 2\,000$ mg/kg。对眼睛有轻微刺激作用，无致敏作用。

应用：本品是扰乱昆虫生长的苯醚类昆虫生长调节剂，属于保幼激素类似物的新型杀虫剂，具有内吸转移活性，低毒，持效期长，对作物安全，对鱼类低毒，对生态环境影响小。本品对苍蝇、蚊虫等卫生害虫具有很好的防治效果。具有抑制蚊、蝇幼虫化蛹和羽化作用。蚊、蝇幼虫接触该药剂，基本上都在蛹期死亡，不能羽化。该药剂持效期长达 1 个月左右，且使用方便，无异味，是较好的灭蚊、蝇药物。常用制剂有 0.5% 灭幼宝颗粒剂、10% 可湿乳油。

2）灭幼脲（Chlorobenzuron）

毒性：原药对大鼠急性口服 $LD_{50} > 10\,000$ mg/kg。对鱼低毒，对水生甲壳类动物有一定毒性作用。

应用： 产品有 25% 和 50% 悬浮剂。灭蝇：25% 悬浮剂按 $0.4 \sim 0.8$ mL/m^2 喷洒孳生地；灭蚊：对淡色库蚊蚴，用 25% 悬浮剂按 $0.04 \sim 0.08$ mL/m^2 喷洒水面。

3）除虫脲（diflubenzuron）

别名： 敌灭灵。

毒性： 大鼠急性经口 $LD_{50} > 4\,640$ mg/kg，小鼠急性经口 $LD_{50} > 31\,600$ mg/kg。在正常剂量下对植物无害，对鸟、鱼、虾、青蛙、蜜蜂等天敌不良影响显著。

应用： 产品有 20% 悬浮剂、5% 乳油、25% 可湿性粉剂。灭蝇：使用 20% 悬浮剂加水稀释成 1% 按 100 mL/m^2 喷洒孳生地，浓度越高，化蛹率越低，作用二龄幼虫效果优于三龄幼虫，持效达 1 个月，对三龄末期幼虫无效；灭蚊蚴：20% 乳油水面喷洒，剂量为 $125 \sim 200$ mL/hm^2。

（三）化学合成杀虫剂

化学合成杀虫剂是主要由碳氢元素构成的一类杀虫剂，多采用有机化学合成方法制得，并且能够大规模生产。这是目前使用最多的一类杀虫剂，主要产品有有机磷、有机氯、氨基甲酸酯、拟除虫菊酯等。这类杀虫剂如若使用不当会造成环境污染。

1. 有机氯类杀虫剂

由于大多数有机氯类杀虫剂的化学性质很稳定，药物残留、慢性毒害问题严重，目前仅有少数的品种如三氯杀虫酯、对二氯苯可有条件使用。

1）三氯杀虫酯（acetofenate）

毒性： 对哺乳动物毒性低，大白鼠经口 LD_{50} 为 10\,000 mg/kg，皮肤涂抹 LD_{50} 为 1\,000 mg/kg，小白鼠经口 LD_{50} 为 5\,000 mg/kg。在人畜体内很快被降解，无蓄积中毒现象。

应用：以触杀为主，兼有熏蒸作用。高效低毒，对人畜安全，是较好的家庭用杀虫剂。对蚊、蝇等昆虫有良好的杀虫效果。① 灭蚊用 20% 乳剂加水稀释，使用浓度 1% 按 0.5 mL/m² 做空间喷雾或使用浓度 4% 按 50 mL/m² 滞留喷洒。② 灭蝇使用浓度 4% 处理物体表面或 20% 乳油浸泡线绳挂于室内。

2）对二氯苯（para-dichlorobenzene）

毒性：急性毒性：大鼠经口 LD_{50} 为 500 mg/kg。亚急性和慢性毒性：大鼠、豚鼠和兔接触 5.23 g/m³ 浓度的对二氯苯 69 次后，见颤、虚弱、减重、眼刺激和毛蓬乱，肝肾发生病理改变。

应用：具有熏蒸作用。6% 防蛀防霉片剂可防衣物蛀虫。

2. 有机磷类杀虫剂

有机磷类杀虫剂的特点：① 高效广谱，品种少，但有较强的选择性。对害虫毒力较高，毒性高于有机氯类杀虫剂，高于或等于氨基甲酸酯类杀虫剂，但低于拟除虫菊酯类杀虫剂。② 作用方式多样，具有触杀、胃毒兼内吸或熏蒸作用。③ 正温度系数药剂，一般在温度较高时，表现出较高的杀虫效力。④ 性质不稳定，在自然界易水解或生物降解，对环境污染小，大部分品种不易在人畜体内累积，残留时间短，残留量少。⑤ 抗性发展较慢，且不同品种间的交互抗性尚不明显。但由于对大多数哺乳动物急性毒性高，因此能作为卫生杀虫剂的品种非常少。常用的有以下几种。

1）敌百虫（trichlorphon）

毒性：急性口服对雄大白鼠 LD_{50} 为 630 mg/kg，对雌性 LD_{50} 为 560 mg/kg；大白鼠急性经皮 LD_{50} 大于 2 000 mg/kg。

应用：① 灭蚊：现场使用浓度为 0.5～1 g/m³，灭幼蚊持效 4～7 d；② 灭蝇：2～3 g/m² 滞留喷洒，24 h 内蝇类死亡率为 97%；粪缸灭蛆毒饵浓度 2%～5% 效果较好；③ 灭蚤：地面喷洒 0.5～1 g/m² 或 0.1～0.2 g/m³ 烟剂熏蒸，均有良好效果；④ 灭虱和蟑螂：敌百虫对虱和蟑螂毒效低，对虱 LD_{50} 为 500 mg/ 虫，是家蝇的 75 倍，灭蟑螂采用 2%～5% 毒饵或 2 g/m² 药液喷洒。

2）倍硫磷（fenthion）

毒性： 对人畜毒性较低，大白鼠经口 LD_{50} 为 190 mg/kg。在体内无蓄积，不引起慢性中毒。

应用： 倍硫磷是一种广谱有机磷杀虫剂，对昆虫击倒速度慢，广谱、残效期长为本药主要特点，一次施药可维持 2 个月以上药效。对蚊、蝇、蚤、虱等有良好杀灭效果，对防治体外寄生虫也有一定效果，但灭蟑螂效果不理想。具体使用如表 2-2 所示。

表 2-2　倍硫磷常用剂型及使用方法

剂 型	含量 /%	使用方法	使用浓度 /%	使用剂量	防治对象
乳油	50	滞留喷洒 喷洒浇泼 喷洒浇泼	2 0.1 0.1	1～2 g/m² 0.5～1 mg/m³ 0.5 g/m²	蚊、蝇、蟑螂、臭虫
粉剂	2 2	喷粉 撒布	2 0.3～0.6 （每套内衣）	2 g/m² 1.0 g/ 床	虱、臭虫
可湿性粉剂	25	滞留喷洒	2	1 g/m²	臭虫
颗粒剂	40	撒布	2	0.4 g/m³	蚊蚴

3）辛硫磷（phoxim）

毒性： 对温血动物毒性低，对人畜毒性极低。工业品对大白鼠经口 LD_{50} 为 1 882～2 066 mg/kg。

应用：杀虫范围广，为高效低毒杀虫剂，使用安全，适于室内滞留喷洒，有强烈的触杀和胃毒作用，杀虫谱广，击倒力强。对光不稳定，野外使用残效期短。具体使用如表2-3所示。

表2-3 辛硫磷常用剂型及使用方法

剂型	使用方法	使用浓度 /%	使用剂量	防治对象
40%、50% 乳剂 / 原油	滞留喷洒	4	2 g/m²	蚊、蝇
	喷洒	2.5	10 L/hm²	蚊蚴
	室外超低容量喷雾	20% 油剂	25～80 mL/hm²	蚊、蝇

4）乙酰甲胺磷（acephate）

毒性：毒性中等。大白鼠急性经口LD_{50}为605～1 100 mg/kg，经皮LD_{50}为4 640 mg/kg。对鱼安全。

应用：杀虫谱广，国内产品有乙酰甲胺磷原油、30% 乳油、40% 乳油以及25% 可湿性粉剂。在国外推荐使用滞留喷洒防治蟑螂，在国内常用1%的乙酰甲胺磷配成毒饵灭蟑螂，尤其以黑胸大蠊和美洲大蠊为优。也可与其他杀虫剂混配使用。

5）杀螟松（fenitrothion）

毒性：对温血动物毒性较低，小白鼠口服急性毒性LD_{50}为870 mg/kg。对哺乳动物毒性极低，是一种比较安全的有机磷杀虫剂。

应用：广谱触杀性杀虫剂，也有一定的胃毒和内吸作用。国内产品有原油和50% 乳油等，具体使用方法如表2-4所示。

6）甲基嘧啶磷（pirimiphos-methyl）

毒性：属于低毒杀虫剂。原药雌鼠急性经口LD_{50}为2 050 mg/kg、雄鼠为1 180 mg/kg。

表2-4 杀螟松常用剂型及使用方法

剂 型	使用方法	使用剂量	防治对象
50% 乳油	表面喷洒	2 g/m²	蚊、蝇、臭虫
	喷洒	2 mg/m³	蚊蚴
40% 可湿性粉剂	滞留喷洒	1～2 g/m²	蚊、蝇、臭虫
原油	超低容量喷雾	20～33 mL/hm²	蚊

应用：广谱速效型杀虫剂和杀螨剂，兼有触杀和熏蒸作用，无内吸作用。常用剂型有气雾剂、粉剂、乳剂、烟雾剂、超低容量制剂、浓缩热雾剂、浓缩冷雾剂、水溶性颗粒剂等。一般与氯菊酯、氯氰菊酯及增效剂复配。具体如表2-5所示。

表2-5 甲基嘧啶磷防治蚊蝇的使用浓度和剂量

防治对象	使用方法	浓度 / (g/kg)	使用剂量	持效
蚊	滞留喷洒，气溶胶，热烟雾，乳剂（对蚊蚴）		1～2 g/m²，230～330 g/hm²，180～200 g/hm²，50～500 g/hm²	2～3 个月
蝇	滞留喷洒，空间喷雾	12.5～25	1.0～2.0 g/m²，250 g/hm²	1～11 周

3. 氨基甲酸酯类杀虫剂

氨基甲酸酯类杀虫剂易于分解，对人畜毒性低，无累积中毒作用。具有对害虫药效较高、选择性强、作用迅速且在低温（15℃）下效力好等特点，可用于防治越冬害虫。另外，多数氨基甲酸酯类杀虫剂速效性好，击倒快，持效期短，并且对成虫的毒效高于幼虫。增效作用多样，不同结构类型的氨基甲酸酯类杀虫剂混合使用，对抗药性昆虫有增效作用。主要产品有恶虫威、仲丁威和残杀威。

1）恶虫威（bendiocarb）

毒性： 对人畜中等毒性，大白鼠急性经口 LD_{50} 为 $40\sim156$ mg/kg，大白鼠急性经皮 LD_{50} 为 $566\sim800$ mg/kg，对皮肤和眼无刺激。

应用： 恶虫威具有触杀、胃毒和内吸作用。对多种卫生害虫有效，尤其是对蟑螂、蚤、蚊、蝇等。灭蟑：按 250 mg/m² 剂量施药，$5\sim10$ min 开始击倒蟑螂，1 h 后 100% 击倒，可持效数周，但对蟑螂无驱避作用；灭蚊：按 0.1 g/m² 剂量施药，可持效 9 个月，与烯虫酯联用效果更佳；灭蝇：按 $0.25\%\sim0.5\%$ 浓度喷洒，可持效 20 周。

2）仲丁威（fenobucarb）

毒性： 对人畜毒性较低，小白鼠经口 LD_{50} 为 340 mg/kg，大白鼠经口 LD_{50} 为 410 mg/kg。

应用： 仲丁威具有触杀和熏蒸作用，对蚊、蝇、蟑螂均有良好的杀灭作用。最大特点是灭蚊蚴速度快，杀蛹力强，常用剂量为 $1\sim2$ g/m³，仅 $20\sim40$ min 可杀死全部淡色库蚊蚴。灭蚊蝇使用剂量 1% 乳剂按 1 mg/m³ 空间喷洒，也可按 0.2 g/m² 滞留喷洒。该药与八氯二丙醚或胺菊酯合用，能大大提高其击倒速度及防治效果。目前国内已广泛用于蚊香、电热片、气雾剂，或与击倒剂、增效剂混配成乳油或微乳剂使用。

3）残杀威（propoxur）

毒性： 对人畜有中等毒性。大白鼠经口 LD_{50} 为 $175\sim200$ mg/kg。对蜜蜂毒性较大。

应用： 残杀威具有触杀、胃毒和熏蒸作用，残效期长。本品为广谱杀虫剂，对蚊、蝇、蟑螂等卫生害虫有很好的防效。使用剂量 2 g/m² 滞留喷洒用于室内灭蚊蝇，其残效期可达 $2\sim4$ 个月，可击倒、杀灭蟑螂。

4. 拟除虫菊酯类杀虫剂

拟除虫菊酯类杀虫剂特点：① 高效，拟除虫菊酯类杀虫剂的杀虫效力一般比常用杀虫剂高 10～100 倍，且速效性好，击倒力强；② 广谱，对多种害虫均具灭杀活性；③ 低毒，比一般有机磷类和氨基甲酸酯类杀虫剂毒性低，使用更加安全；④ 低残留，对食品和环境污染较轻，对生态系统的影响小；⑤ 以触杀作用为主，多数不具有熏蒸作用；⑥ 害虫易产生抗药性，应注意和其他类型的杀虫剂轮用或混用；⑦ 不能和碱性药剂混用。

常用拟除虫菊酯类杀虫剂有氯氟氰菊酯、高效氯氰菊酯、溴氰菊酯、氯菊酯、醚菊酯、生物丙烯菊酯、胺菊酯、右旋丙炔菊酯、苄呋菊酯等。

1）氟氯氰菊酯（cyfluthrin）

毒性：对哺乳动物属于低毒杀虫剂，原药大鼠急性经口 LD_{50} 为 590～1 270 mg/kg。对鱼高毒，对蜜蜂和蚕高毒。

应用：氟氯氰菊酯是一种杀虫活性较高的拟除虫菊酯类杀虫剂，对害虫以触杀、胃毒作用为主，无熏蒸作用。杀虫谱广，作用迅速，持效期长。可用于灭蚊、蝇、蟑螂、臭虫、蚂蚁等多种害虫。防治蚊虫：滞留喷洒按 0.02～0.05 mg/m² 标准，空间喷雾按 1～2 g/hm² 标准，热雾按 2 g/hm² 标准；处理蚊帐按 30～50 mg/m² 标准。防治蝇类滞留喷洒剂量按 0.03 g/m² 标准。

2）高效氯氰菊酯（cypermethrin）

毒性：工业品对大鼠急性经口 LD_{50} 为 649 mg/kg，急性经皮 LD_{50} > 5 000 mg/kg；该品对蜜蜂、鱼、蚕、鸟均为高毒。使用时注意避免污染水域。

应用：高效氯氰菊酯杀虫剂属高效、广谱类杀虫剂，击倒速度快，具有触杀和胃毒作用。可用于防治蚊、蝇、蟑螂、虱、蚤及哺乳动物体外寄生虫螨等。防治成蚊及家蝇成虫：每平方米用 0.2～0.4 g 4.5% 可湿性粉剂，加水稀释 250 倍，进行滞留喷洒；防治蟑螂：在蟑螂栖息地和活动场所每平方米用 0.9 g 4.5% 可湿性粉剂，加水稀释 250～300 倍，进行滞留喷洒；防治蚂蚁：每平方米用 1.1～2.2 g 4.5% 可湿性粉剂，加水稀释 250～300 倍，进行滞留喷洒。

3）溴氰菊酯（deltamethrin）

毒性： 属于中等毒性杀虫剂，对大白鼠的急性经口毒性 LD_{50} 为 129～139 mg/kg，对鱼毒性较高，LC_{50} 为 1～2g/m^3。

应用： 溴氰菊酯对蚊蝇成虫及其他卫生害虫效力极高，灭虫速度快且残效期长。2.5% 溴氰菊酯乳油商品名为敌杀死，主要用于农业；2.5% 溴氰菊酯可湿性粉剂商品名为凯素灵，专用于卫生害虫的防治。具体使用方法如表 2-6 所示。

表 2-6　溴氰菊酯的使用方法及用药量

害虫名称	施药方法	用药量	残效期
蚊蚴	水面喷布	0.67 g/hm^2	清水塘可达 2 周
蚊成虫	空间喷洒 滞留喷洒	0.017～0.033 g/hm^2 10～25 mg/m^2	维持数月
家蝇	空间喷洒 滞留喷洒	0.067 g/hm^2 10～15 mg/m^2	维持 2～6 个月
蟑螂	直接喷射 滞留喷洒	30～100g/m^3 5～25 mg/m^2	维持 6 周
臭虫	滞留喷洒	54 mg/m^2	维持 6 个月
鼠蚤	滞留喷洒	54 mg/m^2	维持 6 个月

此外，溴氰菊酯还可加工成蟑螂粉笔、杀蟑药膏、杀虫涂料、杀虫油漆等。蚊帐用此药浸泡可保持 1 年以上残效。

4）氯菊酯（permethrin）

毒性：氯菊酯对人畜几乎无毒。大白鼠口服急性 LD_{50} 为 1 200 mg/kg，小白鼠经皮 $LD_{50} > 2\,500$ mg/kg。对鱼有毒 LC_{50} 为 3.2 g/m^3。

应用：该药是一种高效广谱杀虫剂，对蚊、蝇、蟑螂、臭虫、虱等多种卫生害虫均有极好的杀虫效果。因无刺激性，应用十分广泛。常用剂型有乳剂、油剂、酒精溶液、气雾剂等，可根据防治对象适当使用。灭蚊：可按 0.5 g/m^2 滞留喷洒，5 g/hm^2 空间喷洒和 10 g/hm^2 热雾杀灭成蚊，在积水处按 5～10 g/hm^2 喷洒灭蚊蚴，另外，还可用于处理蚊帐，使用剂量为 0.5 g/m^2；灭蝇：按 WHO 推荐使用剂量 0.062 5 g/m^2 滞留喷洒，5～10 g/hm^2 空间喷洒，还可与 S－生物丙烯菊酯和增效醚混合使用做超低容量喷雾或热烟雾；灭蟑螂：WHO 推荐使用 0.25% 喷雾剂或 0.25%～0.5% 的气雾剂；灭虱：WHO 推荐使用 0.5% 粉剂或 1% 的液剂。

5）醚菊酯（etofenprox）

毒性：属于低毒杀虫剂。原药大鼠经口 $LD_{50} > 42\,880$ mg/kg，急性经皮 $LD_{50} > 2\,140$ mg/kg。对鱼、鸟类低毒。

应用：该杀虫剂广谱、高效且持效期长，具有触杀和胃毒作用。主要用于防治卫生害虫。使用方法：杀灭蚊蝇使用剂量为 30～100 mg/m^2，杀灭蟑螂及其他卫生害虫为 100 mg/m^2。20% 利来多可湿性粉剂为目前拟除虫菊酯毒性最低的一种，能有效杀灭产生抗性的害虫，合理地使用对我国卫生害虫的防治有明显的现实意义。

6）ES 生物烯丙菊酯（bioallethrin）

毒性：大鼠急性口服 LD_{50} 为 440～730 mg/kg，急性经皮 LD_{50} 为 5 000 mg/kg。对眼睛和皮肤有刺激。

应用：有较强触杀性，且击倒活性超过胺菊酯，主要用来防治蚊、蝇等卫生害虫，对蚊、蝇、黄蜂、蟑螂、跳蚤、蚂蚁有特别的功效。ES－生物烯丙菊酯原药广泛用来生产电热蚊香片、蚊香、液体蚊香，也经常与生物苄呋菊酯，氯菊酯、溴氰菊酯，加增效剂复配成杀虫气雾剂、喷射剂或浓缩液等。

7）胺菊酯（tetramethrin）

毒性：对人及哺乳动物毒性极低。大白鼠经口 LD_{50} > 4 640 mg/kg，小白鼠经皮 LD_{50} 为 15 000 mg/kg。对鱼有毒。

应用：胺菊酯对蚊、蝇等卫生害虫具有快速击倒效果，但致死性能差，害虫有复苏现象，因此主要是和一些有较强杀虫性能而又对人畜低毒的卫生杀虫剂混配，制成喷洒剂或气雾剂使用。该药对蟑螂具有一定的驱避作用，可使栖居在黑暗处的蟑螂在胺菊酯的作用下跑出来接触到其他杀虫剂而致死。该药为世界卫生组织推荐用于公共卫生的主要杀虫剂之一。

8）右旋炔丙菊酯（D-prallethrin）

毒性：对哺乳动物低毒。雄大鼠急性经口 LD_{50} 为 640 mg/kg，雌大鼠急性经皮 LD_{50} > 5 000 mg/kg。

应用：主要加工成蚊香、电热蚊香、液体蚊香、气雾剂和喷射剂等防治蚊、蝇、蟑螂等卫生害虫。

9）苄呋菊酯（chrysron）

其他名称：灭虫菊、苄蚨菊酯、卞呋菊酯。

毒性：对人及哺乳动物毒性极低，大白鼠经口 LD_{50} 为 2 500 mg/kg。

应用：有强烈的触杀作用，杀虫非常高效，对家蝇的毒力比除虫菊素高 2.5 倍；对淡色库蚊的毒力比丙烯菊酯约高 3 倍；对德国小蠊的毒力比胺菊酯约高 6 倍。适用于家庭、畜舍、仓库等场地的蚊、蝇、蟑螂、虱、蚤等卫生害虫的防治。空间喷雾：使用浓度 0.15%；表面滞留喷洒：浓度为 0.2%～0.5%；室外空间喷洒防治蚊蝇：剂量为 2～4 g/hm²。

5. 昆虫驱避剂

驱避剂又称驱虫剂，其本身无杀虫性能，依靠其自然挥发或借助某载体挥发出来的气味，使吸血昆虫嗅到后产生忌避而难以接近人畜，以达到预防叮咬和侵袭，保障人体健康和物产安全的目的。

理想的驱避剂须具有高效、长效、广谱驱避作用；对人畜无毒，对皮肤无刺激；无难闻气味，不污染衣服，不腐蚀物品；性质稳定；价格低廉，使用方便。

目前所用的驱避剂主要是涂抹型驱避剂。其效果因种类而异，但使用剂量、浓度、剂型种类、使用方法、驱避种类、温湿度、个体差异等均对驱避效果有一定影响。我国目前登记在册的驱避剂卫生杀虫剂主要有效成分有 2 种，即避蚊胺和驱蚊酯。

1）避蚊胺（DEET）

毒性：大鼠急性口服 LD_{50} 为 2 000 mg/kg，小鼠急性口服 LD_{50} 为 1 400 mg/kg，小鼠急性经皮 LD_{50} 为 2 000 mg/kg。

应用：对蚊、蠓、蚋有良效，对虻、蜱、螨、旱蚂蟥等也有一定的驱避作用，并作为驱避剂的标准。常用剂型有 70% 或 90% 原油及酊剂、霜剂、膏剂等。

2）驱蚊酯（BAAPE）

毒性：对皮肤和黏膜无毒副作用、无过敏性及无皮肤渗透性等优点。小鼠急性经口 $LD_{50} > 10\ 000$ mg/kg。

应用：驱蚊酯是一种广谱、高效的昆虫驱避剂，对苍蝇、虱、蚂蚁、蚊、蟑螂、蠓、牛虻、扁蚤、沙蚤、沙蠓、白蛉、蜱等都有良好的驱避效果；其驱避作用时间长，能在不同气候条件下使用。化学性质稳定，同时具有高热稳定性和高耐汗性。驱蚊酯与常用化妆品和药剂有很好的配伍性，可以制成溶液、乳剂、油膏、涂敷剂、冻胶、气雾剂、蚊香、微胶囊等专用驱避药剂，也可以添加到其他制品或材料中（如花露水，驱蚊水），使之兼具驱避作用。

6. 其他类型杀虫剂

1）吡虫啉（lmidacloprid）

毒性： 大鼠急性经口 LD_{50} 450 mg/kg，大鼠急性经皮 LD_{50} ＞2 000 mg/kg。

应用： 兼具胃毒和触杀作用。高效、杀虫谱广、持效期长。主要剂型有10%～45% 微乳剂、2%～70% 可湿性粉剂、2.5% 杀蟑胶饵、1.5%～2.5% 杀蟑饵粒等。可用于防治白蚁、蝇和蟑螂等。

2）呋虫胺（dinotefuran）

毒性： 大鼠急性经口 LD_{50} 为 2 450 mg/kg（雄性）、2 275 mg/kg（雌性），大鼠急性经皮 LD_{50} ＞2 000 mg/kg。对鱼低毒。

应用： 具触杀、胃毒和内吸作用。速效性好、持效期长、杀虫谱广。主要剂型有 20% 悬乳剂、2% 颗粒剂、20% 可湿性粉剂、40% 水溶性颗粒剂。滞留喷洒可用于灭蟑螂、蚤、苍蝇等。另有 0.15%、0.2%、1% 呋虫胺饵剂可用于灭蟑、灭蝇。

3）伏蚁腙（hydramethylnon）

毒性： 大鼠急性经口 LD_{50} 为 1 131～1 300 mg/kg，大鼠急性吸入 LC_{50}（4 h）为 5 mg/L。

应用： 杀虫性能有胃毒作用，无内吸作用，作用缓慢，无触杀活性。主要用于草地、草坪和非作物区防治火蚁，也可用于防治蚂蚁和蟑螂。常用剂型及防治对象有 1.65% 毒饵，主要用于蟑螂防治。

四、杀虫剂的稀释、配制和计算方法

（一）杀虫剂产品浓度的表示

1. 质量分数表示

原药（包括母药）及固体制剂有效成分含量统一以质量分数表示，"g/g"

即 % 表示。

2. 质量浓度表示

液体制剂有效成分含量原则上以质量分数表示，产品需要以质量浓度表示时，应用"g/L"表示。

（二）药剂的稀释

药剂的稀释一般按稀释倍数表示：

稀释倍数 = 被稀释药液浓度 / 所需药液浓度；或稀释倍数 = 所需药液质量 / 被稀释药液质量，可根据不同的浓度范围、环境条件、稀释目的及剂型选择不同的稀释方法。

1. 直接稀释

主要适用于一般制剂的稀释，稀释倍数较小。如将 5% 的奋斗呐可湿性粉剂或 80% 敌敌畏乳油稀释 200 倍，处理（喷洒）面积约 500 m² 室外蚊、蝇孳生地。可参考如下计算与稀释方法：① 估测每平方米用药量：室外蚊、蝇孳生地多为垃圾站点、积水坑沟、废弃物堆等，施药量在 100 mL/m² 左右。因此总药量约为 50 L。② 计算所用制剂药量：5% ÷ 200（倍）= 0.025%，即 0.25 g/L，则 50 × 0.25 g/L = 12.5 g；80% ÷ 200（倍）= 0.4%，即 4 g/L，则 50 × 4 g/L = 200 g。③ 根据计算结果进行配制：称取 12.5 g 的 5% 奋斗呐可湿性粉剂或 200 g 的 80% 敌敌畏乳油直接加入 50 L 清水中混匀后即可喷洒。

如要将 37% 的高效氯氰菊酯乳油稀释成 10% 的高效氯氰菊酯乳油，可参考如下计算与稀释方法：① 若告知制剂浓度和配制浓度，不涉及药液总量，可直接采用交叉稀释法。37 − 10 = 27 即 10 份 37% 的高效氯氰菊酯 +27 份溶剂。② 由高低两浓度配制成中间某一浓度，也可采用交叉稀释法：如已稀释 100 倍的 80 kg 4.5% 奋斗呐可湿性粉剂，改为稀释 50 倍，须再加奋斗呐可湿性粉剂多少？$4.5\% \div 50 = 0.090\%$，$4.5\% \div 100 = 0.045\%$，$4.5 - 0.090 = 4.41$，$0.090 - 0.045 = 0.045$，即每 4.41 份已稀释药液 + 0.045 份 4.5% 的奋斗呐可湿性粉剂，则 $80 + 0.816\,3 = 80.816\,3$（kg）。

2. 分级稀释

分级稀释主要用于原药、原粉的稀释，由于稀释倍数较大，采用分级稀释可减少稀释误差，或者可先配成母液或母粉便于应用和混匀。如使用 98.8% 溴氰菊酯原药（粉）稀释配制 0.06% 的溴氰菊酯粉剂 1.5 kg 灭蚤。直接稀释 $98.8\% \div 0.06\% = 1\,646.67$（倍），误差大，不易混匀，采取分级稀释较好，具体操作如下：计算原药量 $1\,500\,\text{g} \times 0.06\% = 0.9\,\text{g}$，$0.9\,\text{g} \div 98.8\% = 0.91\,\text{g}$；计算分级倍数，如分二级计算，稀释倍数开 2 次方，即 $\sqrt{1\,646.67} = 40.58 \approx 41$（倍）。一级稀释：称取 98.8% 溴氰菊酯原药 0.91 g 加助剂粉 40 g，充分混匀；二级稀释：在经一级稀释药粉中加入助剂粉 $1\,500 - 0.91 - 40 = 1\,459.09$（g），充分混匀。若分 n 级稀释，分级倍数为总稀释倍数开 n 次方。

（三）常用计量单位及转换

1. 体积与容积关系

常见体积与容积关系如表 2-7 所示。

表 2-7　体积与容积关系

体　　积	容　　积
1 立方米（m³）	1 000 升（L）
1 立方分米（dm³）	1 升（L）
1 立方厘米（cm³）	1 毫升（mL）
1 立方毫米（mm³）	1 微升（μL）

2. 容量与重量关系

在大气压为 760 毫米汞柱和温度为 4℃时，水的容量与重量关系如下：

1 微升（μL）= 1 立方毫米（mm³）≈ 1 毫克（mg）；

1 毫升（mL）= 1 立方厘米（cm³）≈ 1 克（g）；

1 厘升（cL）= 10 立方厘米（cm³）≈ 10 克（g）；

1 分升（dL）= 100 立方厘米（cm³）≈ 1 克（g）；

1 升（L）= 1 立方分米（dm³）≈ 1 000 克（g）；

1 000 升（L）= 1 立方米（m³）≈ 1 吨（t）。

五、WHO 推荐用药

以下表格列出的是世界卫生组织（WHO）2006 年出版的《防治媒介生物的重要卫生杀虫剂及其应用》中的部分推荐用药，如表 2-8～表 2-11 所示。

表 2-8　世界卫生组织（WHO）推荐用于防治疟疾的室内滞留喷洒的杀虫剂

化学类型	杀虫剂	喷洒用量 /（g/m²）	持效期 / 月	WHO 的风险分级
氨基甲酸酯	恶虫威	0.100～0.400	2～6	Ⅱ
	残杀威	1～2	3～6	Ⅱ
有机氯	DDT	1～2	＞6	Ⅱ
有机磷	杀螟硫磷	2	3～6	Ⅱ
	马拉硫磷	2	2～3	Ⅲ
菊酯类	α-氯氰菊酯	0.020～0.030	4～6	Ⅱ
	氟氯氰菊酯	0.05～0.25	3～6	Ⅱ

（续表）

化学类型	杀虫剂	喷洒用量 / (g/m²)	持效期 / 月	WHO 的风险分级
菊酯类	溴氰菊酯	0.025～0.05	3～6	Ⅱ
	醚菊酯	0.100～0.300	3～6	U

注：Ⅱ级，中等毒性；Ⅲ级，轻度毒性；U级，在一般使用中不会出现明显危害性。

表 2-9　WHO 推荐热雾和气雾的剂量（蚊成虫）

化学类型	杀虫剂	有效成分的剂量 / (g/hm²)		WHO 的风险分级
		气雾	热雾	
有机磷	杀螟硫磷	250～300	250～300	Ⅱ
	马拉硫磷	112～600	500～600	Ⅲ
菊酯类	氟氯氰菊酯	1～2	1～2	Ⅱ
	氯氰菊酯	1～3	—	Ⅱ
	苯醚氰菊酯	2～5	5～10	Ⅱ
	溴氰菊酯	0.5～0.1	0.5～0.1	Ⅱ
	醚菊酯	10～20	10～20	U
	氯菊酯	5	10	Ⅱ
	苄呋菊酯	2～4	4	Ⅲ

注：Ⅱ级，中等毒性；Ⅲ级，轻度毒性；U级，在一般使用中不会出现明显危害性。

表 2-10　WHO 推荐用于家蝇防治中滞留喷洒的杀虫剂

化学类型	杀虫剂	使用剂型的浓度 / (g/L)	有效成分使用剂量 / (g/m²)	WHO 风险级别
氨基甲酸酯	噁虫威	2～8	0.1～0.4	Ⅱ
有机磷	甲基毒死蜱	6～9	0.4～0.6	U

（续表）

化学类型	杀虫剂	使用剂型的浓度 / (g/L)	有效成分使用剂量 / (g/m²)	WHO 风险级别
有机磷	乐果	10～25	0.046～0.5	Ⅱ
	杀螟硫磷	50	1.0～2.0	Ⅱ
	马拉硫磷	50	1.0～2.0	Ⅲ
	甲基嘧啶磷	12.5～25.0	1.0～2.0	Ⅲ
菊酯类	氯氰菊酯	2.5～10	0.025～0.1	Ⅱ
	高效氟氯氰菊酯	0.15	0.007 5	Ⅱ
	氟氯氰菊酯	1.25	0.03	Ⅱ
	右旋苯醚菊酯	—	2.5	U
	溴氰菊酯	0.15～0.30	0.007 5～0.015	Ⅱ
	醚菊酯	2.5～5	0.1～0.2	U
	氯菊酯	1.25	0.062 5	Ⅱ

注：Ⅱ级，中等毒性；Ⅲ级，轻度毒性；U级，在一般使用中不会出现明显危害性。

表 2-11　WHO 推荐用于防治苍蝇的室外喷洒的杀虫剂

化学类型	杀虫剂	有效成分剂量 / (g/hm²)	WHO 的风险分级
有机磷	甲基吡噁磷	100～150	U
	乐果	224	Ⅱ
	马拉硫磷	672	Ⅲ
	甲基嘧啶磷	250	Ⅲ
菊酯类	氯氰菊酯	2～5	Ⅱ
	苯醚氰菊酯	5～10	Ⅱ
	溴氰菊酯	0.5～1.0	Ⅱ

（续表）

化学类型	杀虫剂	有效成分剂量 / (g/hm²)	WHO 的风险分级
菊酯类	醚菊酯	10～20	U
	氯菊酯	5～10	Ⅱ
	右旋苯醚菊酯	5～20	U
	苄呋菊酯	2～4	Ⅲ

注：Ⅱ级，中等毒性；Ⅲ级，轻度毒性；U 级，在一般使用中不会出现明显危害性。

第三章

常用灭鼠剂及其应用

灭鼠剂在灭鼠工作中占有很重要的地位。灭鼠剂的种类繁多，可根据其作用速度、来源、作用方式、作用机制的不同进行分类。

一、灭鼠剂的种类

一般情况下，灭鼠剂的种类按作用速度和作用方式进行分类。

（一）按作用速度分类

1. 急性单剂量灭鼠剂（速效灭鼠剂）

这类灭鼠剂的特点是鼠类致死快，潜伏期短，鼠类一次吞食足量药剂后即能在较短时间内中毒死亡；缺点是毒性高，若一次取食量不足未致死易产生拒食性，对人畜不安全，并有引起二次中毒（即狗、猫等动物吃掉中毒死鼠后又造成中毒死亡）的危险。一般用于室外营区、码头等处灭鼠，不可用于室内灭鼠。

2. 慢性多剂量灭鼠剂（缓效性灭鼠剂）

这类灭鼠剂的特点是作用慢，但对人畜相对安全，无二次中毒危险。鼠类一般须连续多次吞食药剂，蓄积到一定剂量方可引起中毒死亡，鼠类不易拒食。慢性灭鼠剂多数为抗凝血剂，目前有香豆素和茚满二酮类。

香豆素灭鼠剂：第一代香豆素类抗凝血灭鼠剂代表是杀鼠灵，而大隆则是第二代抗凝血灭鼠剂代表。第一代一般急性毒性小，需要多次投药，如杀鼠灵、克灭鼠、杀鼠迷；第二代则既有急性毒性又有慢性毒性，使用量减少，并且对产生抗性的鼠类仍然有效，如大隆、溴敌隆。然而，第二代虽然效果好，但是一旦产生耐药性，就无法找到替代药剂。

茚满二酮类灭鼠剂：敌鼠、鼠烷、杀鼠酮等。

（二）按作用方式分类

1. 胃毒剂

通过取食进入消化系统而使鼠类中毒致死的灭鼠剂。市场供应的主要有杀鼠迷、克灭鼠、溴敌隆、溴鼠隆等。

2. 熏蒸剂

经呼吸系统吸入有毒气体而毒杀鼠类的灭鼠剂，如氯化苦、磷化氢等。其优点是不受鼠类取食行动的影响，作用快，无二次毒性；缺点是用量大，施药时防护要求高，技术操作要求也高，一般由专业人员操作。

3. 不育剂

通过药物作用使雌鼠或雄鼠不育而降低其出生率，达到防除的目的，也称绝育剂。其优点是相较直接使用灭鼠剂安全，适用于外环境下水道、垃圾堆等防鼠困难场所。雌鼠绝育剂有多种甾体激素，雄鼠绝育剂有氯代丙二醇等。

二、灭鼠剂的应用

我国的灭鼠剂品种之多位居世界第一。由于毒性、二次中毒、抗性、环境等问题，有的品种被淘汰，有的品种被取消农药登记，还有的品种已被禁用。目前，我国批准灭鼠剂达 81 个产品，境外登记为 9 个产品。我国已明令禁止的急性灭鼠剂有：毒鼠强、氟乙酰胺、毒鼠硅、氟乙酸钠、鼠甘氟和磷化锌。

（一）灭鼠剂的剂型、配制及使用方法

灭鼠剂的使用与鼠害情况、药剂品种、药剂使用量等有关，一般以固体毒饵、毒粉、毒水、毒糊等形式使用，也可采用熏蒸灭鼠等方法。

1. 毒饵

毒饵法是将含有灭鼠剂的固体毒饵放在鼠类经常出没的地方，使鼠类取食后中毒死亡的方法，是室内及多种场所常用的灭鼠方法。优点是使用方便、经济、效果好，因而应用广泛。毒饵是由基饵、灭鼠剂和添加剂组成。基饵主要是用来引诱害鼠取食毒饵，一般是害鼠爱吃的食物。添加剂主要是增加毒饵的吸引力，提高毒饵的警戒作用。常用的添加剂有引诱剂、黏着剂、警戒色等，有时还加入防霉剂、催吐剂等。配制毒饵要求诱饵新鲜、鼠类喜食，不用发霉变质污染的食品做诱饵；灭鼠剂纯度高，不含影响鼠类适口性的杂质；按配方成分比例严格配制，浓度不宜过高或偏低，加工搅拌均匀。毒饵的配制常采用黏附、混合及湿润的方法。

1）毒饵配制

（1）黏附法：适合不溶于水的灭鼠剂。有两种配制方法：一是用表面干燥的粮食如小麦、稻谷、大米等做基饵。先要将油加入米中搅拌均匀，再加灭鼠剂，使灭鼠剂均匀黏附在粮食粒上。如配制 0.005% 溴敌隆大米黏着毒饵，则先将 95 份大米与 2 份植物油拌匀，再将 0.5% 溴敌隆母粉 1 份与 2 份面粉稀释后均匀地拌在有油性的大米上即可使用。另一种是配制表面有水分的诱饵，先选取如番薯、胡萝卜、瓜、菜等蔬果做基饵，再要将上述诱饵切

成 0.5～1.5 cm 见方的小块，将药粉均匀撒布于诱饵表面，拌匀即可。适当加入 2%～5% 的糖，可增强适口性，提高灭鼠效果。

（2）混合法：适用于粉状基饵。以面粉、粉碎的玉米或其他粮食与灭鼠剂、适量的添加剂充分混合制成颗粒即可使用。该法配制的毒饵优点是灭鼠剂均匀，不易脱落，便于包装、运输和应用。

（3）浸泡法（湿润法）：适用于水溶性灭鼠剂或经特殊处理后易与水混合的灭鼠剂。先将灭鼠剂溶于水中制成药液后，倒入基饵中浸泡，待药液全部吸收或湿润进入基饵后即可。如配制 0.005% 溴敌隆浸泡毒饵，先取 0.5% 溴敌隆母液 1 份，加 12～15 份水混匀后，浸泡 100 份干性饵料（小麦、大米或玉米），晾干即可。但配制浸泡稻谷毒饵，则取 0.5% 母液 1 份，加 30～40 份水混匀后浸泡 100 份稻谷，浸泡时需加适量酒精做渗透剂，晾干即可适用。

注意： 配制毒饵必须加警戒色。常用的警戒色有食品红、食品蓝等，浓度为 0.5%～1.0%。此外，也可采用红蓝墨水做警戒色。

2）毒饵投放

投放毒饵时，可以堆放在鼠道或鼠洞附近，或者将毒饵散放在鼠类经常出没的场所，再或者使用投毒饵器如毒饵盒、毒饵箱等，毒饵就放在其中。投饵方法如下。

（1）点放：鼠道、鼠洞明显易发现时，可将毒饵成堆点放在鼠道上或鼠洞附近。

（2）散放：若鼠道、鼠洞不易发现，可将毒饵散放在鼠类活动的场所。

（3）投毒饵器：如毒饵盒、毒饵罐、毒饵箱等。毒饵器中央放毒饵，两端设一个方便鼠进出的小洞。大面积灭鼠后，在容易发生鼠患的场所设毒饵器，可长期巩固灭鼠效果。

（4）投放毒饵须注意以下事项：

① 投放毒饵必须做到："三不投""三统一""三不漏"和"三率"。三不投：宣传教育不深入不投药、组织措施不严密不投药、安全工作无保障不投药。三统一：统一时间、统一方法、统一要求。三不漏：不漏舱室、不漏外环境、不漏其他可能的孳生场所和栖息地。三率：覆盖率达到100%，室内外需要投毒的各种场所都应按规定投放毒饵；到位率达到100%，毒饵应投放于墙边、墙角、鼠洞内、鼠洞旁等鼠类经常活动的位置上，在仓库、食堂等重点场所和潮湿处应投在毒饵盒内；毒饵残留率达95%以上，毒饵按规定量投放，及时检查毒饵消耗情况，做到不吃不补，吃多少补多少，吃光了加倍投。

② 急性灭鼠剂毒饵的使用方法：使用急性灭鼠剂毒饵灭鼠，须先投3～6 d前饵，然后再改投毒饵。室内沿墙基布放，每15 m² 面积投放4～6堆。室外沿墙基直线投毒，间距10 m投放1堆。每堆毒饵20～30 g（相当于前饵消耗量之半）。10～20 d可基本控制鼠类数量。灭鼠结束时应把尚未消耗的毒饵收回处理，以免发生中毒事故。

③ 慢性灭鼠剂毒饵的使用方法：与急性灭鼠剂的使用方法不同，不需投放前饵，可直接投放毒饵。室内外每堆毒饵投放20～30 g，比急性灭鼠剂毒饵投放量多，应保证有充足毒饵供鼠取食。连续投毒3～7 d或直至无鼠取食为止。投毒3 d后注意查找死鼠，对尸体进行深埋或焚烧处理。20～30 d可控制鼠患。

2. 毒粉

毒粉是由灭鼠剂和滑石粉等填充料均匀混合后制成的粉末状药剂如0.5% 杀鼠灵等。由于鼠类有舌舔爪、整理腹毛、净脸等习性，将毒粉投于鼠类经常活动的地方使毒粉粘在害鼠身上，毒粉经由口腔带入消化系统使害鼠中毒。毒粉本身对鼠无引诱力，用药量大，灭鼠效果差，且易污染环境，使用不安全，因此投放时应慎重选择地点。毒粉主要用于室内处理鼠洞、鼠道毒杀家栖鼠类。粉片面积为 9 cm×15 cm，厚为 2～3 mm，每 15 m² 布粉 2 块，15～20 d 后将毒粉清扫干净。

3. 毒水

毒水是用易溶于水的灭鼠剂与水混合制成的药剂，主要在室内干燥的场所毒杀家栖鼠。害鼠喝了混有灭鼠剂的水就会中毒。如有 0.025% 敌鼠钠盐和 0.025% 杀鼠灵，须加 5% 食糖和 0.1% 红、蓝墨水做警戒色。将毒水装入瓶中倒挂在墙上，离地面 10～15 cm，每 15 m² 挂 2 瓶，10～20 d 控制鼠患后将毒水收起妥善处理。切忌毒水倒出而污染食品和环境。

4. 毒糊

毒糊是将水溶性的灭鼠剂配制成毒水，再加入适量面粉搅拌均匀而制成。主要用于鼠洞防治。

5. 蜡块毒饵

将配好的毒饵倒入熔化的石蜡中，按毒饵和石蜡 2:1 的比例搅拌均匀，冷却后毒饵成为块状。蜡块毒饵在潮湿环境中不易发霉、变质或改变适口性，被广为应用。

（二）常用灭鼠剂

1. 第一代抗凝血灭鼠剂

1）杀鼠灵（warfarin）

其他名称：灭鼠灵，华法林，Coumafene, Kypfarin, Ratemin, Dethmor, Zoocoumarin。

毒性：杀鼠灵原药家鼠急性经口 LD_{50} 为 3 mg/kg，对鸡、鸭、牛、羊毒力较小。对本药敏感的动物如猪、狗、猫可能发生二次中毒。

作用特点：急性毒性低，慢性毒性高。鼠类须连续多次服药才致死。适口性好，一般不产生拒食。投毒时不宜一次投药，要充分供应毒饵，消耗的毒饵应及时补充。投药后，一般 3～4 d 出现毒饵消耗高峰，6～7 d 以后为鼠尸出现的高峰，投放毒饵 15 d 左右，毒饵不再消耗，也无新出现的鼠尸，表明该地鼠群已经消灭。

防治对象：杀鼠灵可用于防治褐家鼠、小家鼠、黄胸鼠等。剂型有：2.5% 粉剂、2.5% 水剂、0.025% 毒饵等。

2）杀鼠迷（coumatetralyl）

其他名称：立克命，毒鼠萘，追踪粉，杀鼠萘，杀鼠醚，Bayer25634，Racumin，Enndox，Endrocid，Ratex，Ratbate。

毒性：杀鼠迷原粉属于高毒灭鼠剂。大白鼠急性经口 LD_{50} 为 80 mg/kg，急性经皮 LD_{50} 为 25～50 mg/kg。杀鼠迷潜伏期为 7～12 d，在低剂量下多次用药会使老鼠中毒死亡。二次中毒的可能性很小。

作用特点：是一种慢性、广谱、高效、适口性好的灭鼠剂。杀鼠迷可以有效地杀灭对杀鼠灵产生抗性的鼠。

防治对象：可用于防治家栖鼠和野栖鼠，主要为褐家鼠、小家鼠、黄鼠、砂土鼠等。剂型有 0.75% 粉剂、3.75% 水剂和 0.037 5% 毒饵等。

3）敌鼠钠盐（diphacinone）

其他名称：双苯杀鼠酮，鼠敌，得伐鼠，敌鼠钠，野鼠净，Diphacin，Diphacin10，Diphenadione，Ramik。

毒性：对畜禽的毒力较弱，对鸡、猪、牛、羊比较安全，而猫、狗、兔对此较敏感，会发生二次中毒。

作用特点：敌鼠钠盐是我国最先引进的抗凝血灭鼠剂，为茚满二酮系列的代表。毒理作用与杀鼠灵相同，但茚满二酮系列的抗凝血剂大剂量急性中毒的机理可能与慢性中毒有所不同，中毒动物多半死于窒息。敌鼠钠盐与其他抗凝血剂一样，具有连续多次投药毒力增强的特点，使用中最好连续数次投药，一般采用低浓度、高饵量的饱和投饵，或者低浓度、小饵料、多次投饵的方式。

防治对象： 防治农田、仓库、家庭等地的各种鼠类。剂型有 80% 敌鼠钠盐、0.005% 野鼠净粒剂、0.2% 敌鼠钠盐颗粒剂等。

2. 第二代抗凝血灭鼠剂

1）敌鼠隆（brodifacoum）

其他名称： 溴鼠灵，可灭鼠，杀鼠隆，大隆，溴鼠隆，溴联苯杀鼠萘，WBA8119，PP581，ICI581，BFC。

毒性： 敌鼠隆原药急性经口 LD_{50}（mg/kg）分别为大鼠 0.47～0.53，小家鼠 2.4，大家鼠 0.22～0.26，褐家鼠 0.32，黄毛鼠 0.41。大鼠经皮 LD_{50} 为 5.0 mg/kg。对蜜蜂、家蚕、鱼类、鸟类有毒。猪、狗、鸟类对敌鼠隆较敏感，对其他动物则比较安全。二次中毒的可能性很大。

作用特点： 靶谱广，毒力特强，居抗凝血灭鼠剂之首，具有急性和慢性灭鼠剂的双重优点，既可以作为急性杀鼠单剂量使用，又可以采用小剂量多次投毒，达到较好消灭害鼠的目的。尤其是对抗性鼠的毒力也强，试验时可收到 98%～100% 的灭效。投放 6～10 d 后完全可以控制鼠害。敌鼠隆对褐家鼠的潜伏期为 4～12 d，小家鼠为 1～26 d。

防治对象： 用于防治农田、住宅及仓库的鼠害，如大仓鼠、黑线姬鼠、褐家鼠、毛鼠等。剂型有 0.005% 毒饵，0.005% 蜡块等。

2）溴敌隆（bromadiolone）

其他名称： 乐万通（Musal），扑灭鼠，大猫，新天地，三利，快猫，好猫鼠克，鼠克，LM-637，Musal。

毒性： 属于极毒灭鼠剂。原药大白鼠急性经口 LD_{50}：雄鼠为 1.75 mg/kg。雌鼠为 1.125 mg/kg；兔急性经皮 LD_{50} 为 9.4 mg/kg。在试验剂量内对动物无致畸致突变、致癌作用。溴敌隆对鱼类、水生昆虫等水生生物有中等毒性。对猫、狗的威胁不太大，但家禽对其敏感。动物取食中毒死亡的老鼠后，会引起二次中毒。

作用特点：具有适口性好、毒力强、靶谱广的特点。溴敌隆不但具备敌鼠钠盐、杀鼠灵等第一代抗凝血剂作用缓慢、不易引起鼠类惊觉、容易全歼害鼠的特点，而且具有急性毒力强的突出优点，单剂量一次投毒对各种鼠都有效，能杀灭对第一代抗凝血剂产生抗性的害鼠。它是目前唯一能与敌鼠隆（大隆）媲美的抗凝血灭鼠剂，对多种啮齿动物都有很高的毒杀率，特别是耐药性鼠，都有很好的防治效果。死亡高峰一般在用药后 $4 \sim 6$ d，鼠尸可见典型的抗凝血剂中毒症状。

防治对象：防治各种家栖和野栖鼠类。剂型有 0.005%、0.01%、0.05% 饵剂，0.5% 粉剂，0.5% 水剂等。

3）氟鼠酮（flocoumafen）

其他名称：杀它仗，伏灭鼠，氟鼠灵，氟羟香豆素，Stratagen，WL108366。

毒性：原药对大鼠急性经口 LD_{50} 为 $0.25 \sim 0.40$ mg/kg，急性经皮 LD_{50} 为 0.54 mg/kg，对皮肤和眼睛无刺激作用。虹鳟鱼 LC_{50} 为 0.009 1 mg/L，野鸭经口 LD_{50} 为 5.2 mg/kg。

作用特点：具有适口性好、毒力强、使用安全、灭鼠效果好等特点。对啮齿动物的毒力与敌鼠隆相似，并对因第一代抗凝血剂产生抗性的鼠有同等的效力。由于急性毒力强，鼠类只需摄食其日食量 10% 的毒饵即可致死，所以适宜一次性投毒防治各种害鼠。氟鼠酮对非靶标动物较安全，对猫、鸡较安全，但对狗、鹅有害。取食鼠类会在 $2 \sim 10$ d 内因体内出血而死亡。

防治对象：氟鼠酮可用于防治家栖鼠和野栖鼠，主要为褐家鼠、小家鼠、黄毛鼠及长爪沙鼠等。剂型有 0.1% 粉剂及 0.005% 饵剂等。

第四章

杀虫和灭鼠常用器械

一、杀虫器械

化学防治是全世界范围内病媒生物防治的主要手段之一，它具有见效快、使用方便、应用范围广、控制区域大等特点。尤其是在疫情暴发、重大自然灾害发生后，化学防治是首选的紧急控制措施。施药器械、药剂和施药方法的有机结合和合理选用是决定化学防治效果的关键。施药器械的性能对杀虫效果起着决定性作用，施药器械选用合适与否会直接影响杀虫效果，选用不合适会造成药物浪费、环境污染、害虫抗性增加等问题。化学防治中，为了收到对害虫有效、安全、快速、经济的防治效果，必须从器械与药剂的关系、雾滴与靶标害虫的杀虫效果、正确的使用方法等方面综合考虑，根据防治对象、环境条件等因素选择合适的器械。

（一）卫生杀虫器械的分类和应用

目前卫生杀虫器械种类繁多，但常用的还是各种类型的喷雾器。一种好的药剂需要用合适的喷雾器来喷雾，才能充分发挥其杀虫效果。由于喷雾器成雾的原理不同，雾化结构不同，对药物的要求随之改变，所产生的杀虫效果也有明显差异。

1. 器械性能对杀虫效果的影响

器械性能特别是雾化性能可直接影响杀虫效果，其中最重要的参数有雾滴大小、雾滴数量、雾滴的均匀程度、雾的形状，以及有效射程和流量等。

1）雾滴大小及数量

雾滴大小通常以体积中径（Volume median diameter, VMD）来表示，单位为 μm。表示将雾滴粒径按照从小到大分成相等体积两部分的粒径尺寸，一半体积的雾滴小于这个粒径，另一半体积的雾滴高于这个粒径。

目前一般将雾滴类型按其大小分成五类：体积中径 < 50 μm 为气雾，50～100 μm 为弥雾滴，100～200 μm 为细雾滴，200～400 μm 为中雾滴，≥ 400 μm 为粗雾滴。雾滴在空气中较长时间悬浮是保证空间喷雾杀灭效果的关键，雾滴沉降的速度由雾滴的质量决定。例如，20 μm 直径的液滴沉降速度是 0.012 m/s，在静止空气中沉降 10 m 的高度需要 14 min，而一个 100 μm 直径的液滴沉降速度是 0.279 m/s，下降相同高度仅需 20.8s。

用于空间喷洒的器械，因具有雾滴粒径小、粒谱范围窄、无效雾滴少、扩散空间大、悬浮时间长等特点，灭杀效果就好；而用于蚊蝇孳生地处理和表面滞留喷洒时，雾滴粒径就要求大些。通常来讲，对蚊蝇类飞虫最佳的空间喷洒雾滴粒径为 30 μm 左右，对蟑螂等爬虫最佳的表面喷洒雾滴粒径为 70 μm～100 μm。

2）雾滴均匀度

雾滴大小均匀指的是喷雾所产生的雾滴粒径需在一定的范围内，即雾滴谱要窄，雾滴大小不均不仅会造成药物浪费，还会影响杀虫效果、助长靶标害虫抗性发展。从施药成本来看，20 μm 雾滴与 400 μm 雾滴两者直径相差 20 倍，一颗 400 μm 雾滴可碎成 8 000 颗 20 μm 雾滴，如果 20 μm 雾滴足以杀灭害虫，可以计算出 400 μm 雾滴浪费了 7 999 倍的药液，还会产生额外的环境污染；从覆盖面和防治效果来看，相同质量的药液如果碎成小粒径的雾滴，覆盖面要大很多，与目标害虫随机撞击的机会也会剧增，两方面因素决定了其更好的杀灭效果；从抗性角度来看，大雾滴作用于害虫时即等同于超剂量使用，会导致其抗性快速增加。

3）雾的形状

不同的雾形由不同的喷嘴产生，束形喷嘴雾形较窄，适合对藏有臭虫、扁虱、蟑螂和蚂蚁等的缝隙和裂缝进行处理；扁平喷嘴喷出的雾形呈80°扇形，一般用于墙面的滞留喷洒；空心圆锥形喷嘴喷出的雾形呈空心圆形分布，适合用于蚊虫孳生地的处理。

4）有效射程与流量

有效射程是指喷出的药液能到达的有效距离，水平方向的称为水平射程，垂直方向的称为垂直射程。流量指的是单位时间内的施药量。有效射程与流量是衡量器械作业能力的重要指标，有效射程和流量大，作业功效相对较高，但并不意味着射程越大、流量越大、性能就越好，还须根据具体的作业环境、雾滴类别、靶标害虫的生活习性等因素综合考量，选择适合参数的喷药器械，方能取得理想灭效。

2. 器械的分类

1）从雾化原理分类

气力雾化：利用压缩空气或风机产生高速气流，把药液粉碎成细雾，并随气流一同喷射出去。射程远，雾滴细，喷洒面积较大。

液力雾化：靠压力泵产生压力，通过喷头把药液粉碎成细雾滴喷射出去。雾滴均匀，喷洒量准确。

热力雾化：利用高温将烟雾剂裂解为非常细小的烟雾颗粒。雾粒直径细，穿透性、扩散性、附着性好，功效高，适用范围广。

2）从携带方式分类

有手持式、手提式、背负式、担架式、车载式等。

3）从雾化动力分类

手动喷雾器：① 手扳式、撳压式等小型喷雾器：此类喷雾器容积一般小于 0.4 L；雾滴直径为 50～100 μm，喷雾射程为 1.5 m 左右，适用于室内喷洒。② 手持压缩式和背负式：手持压缩式喷雾器体积小、重量轻，主要用于小型少量的局部防治；背负式喷雾器体积稍大、重量轻，采用工程塑料或不锈钢制造。雾滴直径为 100～200 μm，属常量喷雾，适用于室内外环境、垃圾堆等场所作滞留喷洒或喷雾。

机动喷雾器：主要为背负式喷雾器和手提微量喷雾机，适用于大面积快速杀虫和消毒，可做弥雾、超低容量喷雾，有的还能喷粉。

电动喷雾器：主要有电动超低容量喷雾器和电动喷雾器（气流二次雾化）。雾滴细小，直径为 20～70 μm，适用于室内外杀灭卫生害虫。

烟雾机：烟雾载药技术是利用烟雾具有的弥漫性、扩散性，使药力达到其他方法很难达到的地方。适用于下水道、垃圾楼道、仓库、农贸市场、饭店等处的灭蟑螂、蚊、蝇等。

（二）喷洒技术

利用喷雾器的雾化性能，将药剂粉碎成大量细微雾滴并发射出去，使药剂接触害虫，达到杀虫目的。其核心是针对不同的防治对象和环境条件选择不同的喷洒设备，通过对喷雾雾滴的控制，最大限度地发挥杀虫剂的性能，并减少药剂的浪费和对环境的污染。因此，在实际工作中，应根据靶标害虫的种类、具体的环境选择合适的技术。

1. 常用喷洒技术

在有害生物防治技术作业中，常用的喷洒技术有常量喷雾、弥雾喷雾、超低容量喷雾、热烟雾喷雾等。

1）常量喷雾

喷雾雾滴一般可分为粗雾、中雾和细雾，小型家用喷雾器和手动喷雾器属于此类，主要用于蚊、蝇等孳生地处理和表面滞留喷洒。

2）弥雾喷雾

即低容量喷雾，雾滴直径介于常量喷雾和超低容量喷雾之间。

3）超低容量喷雾

利用一个超低容量喷头或高速涡旋气流等将杀虫剂原油或高浓度制剂分散成为很小的高浓度雾粒，使靶标生物接触到雾粒中毒。主要用于空间处理防治飞行害虫，对环境要求较高。气温较高、风力大于 3 级时不宜选用，因为雾滴容易蒸发和飘移。

4）热烟雾喷雾

利用燃烧所产生高温气体的热能和高速气体的动能，使杀虫剂受热而迅速气化，雾化为细小雾滴，随自然气流漂移，使靶标生物接触到雾粒中毒。其雾滴在空间悬浮时间长，穿透性、附着性都较强，主要用于空间处理防治飞行害虫和密闭空间防治蟑螂等。室外空间处理时，如风力超过 3 级或非逆温气象条件下，不宜选用热烟雾喷雾。

2. 器械的选用原则

1）根据防治对象

一般来说，防治蚊虫、蚋、蠓等飞行的昆虫，可选用超低容量喷雾器械；防治蟑螂等爬行昆虫，压缩式常量喷雾器即可满足作业需求。

2）根据施药方式

一般来说，进行空间喷雾时选用超低容量喷雾器，用于滞留喷洒时应选用常量喷雾器。

3）环境匹配性

体积小、重量轻、污染小的便携式杀虫器械更适合在舰船环境中使用。

（三）常用喷雾器

以下介绍适用于舰艇上使用的喷雾器。

1. 小型室内使用喷雾器

小型室内使用喷雾器有手揿式喷雾器、钢球（或玻璃球）阀式喷雾器、手扳式喷雾器、充气式喷雾器、气雾器等，而每一种类型中又有多种不同的选择。以下介绍常用的几种。

1）手扳式喷雾器

结构和原理： 手扳式喷雾器又称手扣式喷雾器，它主要由喷枪和药液瓶两大部分组成，喷枪包括喷头、活塞泵、扳机、喷枪体等部件（具体结构见图4-1）。其工作原理是当扳机第一次向后扳动时，活塞对泵体内出液阀和进液阀之间的空气进行压缩，继续向后扳动扳机时，泵体内受压的气体向下产生一股冲力使进液阀关闭，同时向前克服活塞杆内出液阀弹簧的压力，顶开出液阀，使受压气体通过出液阀及涡流器从喷嘴孔排出。当松开扳机向前复位时，泵体内容积增大，使其中的空气压力瞬时低于外界的大气压。此时，出液阀弹簧的压力大于泵体内气压，迫使出液阀压倒在阀座上。药液瓶的药液在瓶内空气压力压送下，通过输液管，顶开进液阀不断进入泵体内，直到泵体内外压力达到平衡才停止。此时，泵体内空气与药液并存。当第二次扳动及松开扳机时，重复上述动作过程，使泵体内的空气

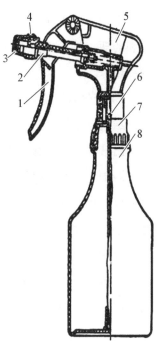

1—扳机；2—泵活塞；
3—喷头；4—出液阀；
5—枪体；6—进液阀；
7—盖子；8—盛液瓶。

图4-1 手扳式喷雾器结构示意图

全部排出，被药液所代替。此后再扳动扳机，药液便从喷嘴孔喷出。

操作与应用： 药液装入盛液瓶后，将喷枪放在药液瓶上旋紧，用手连续扣动扳机即可将药液雾化喷出。在使用过程中，若发现扳动扳机时手感重且不灵活，不要勉强扳动，防止泵体爆裂。手扳式喷雾器喷孔直径一般为 0.2～0.3 mm，一次喷雾量约 0.3～0.5 mL。这一类型的喷雾器雾化性能较好，粒子小而均匀，容量中值直径 < 70 μm。一般用于室内小环境杀灭蚊蝇或蟑螂，配合使用的药剂多为乳剂和酊剂。

维护： 每次使用结束，应将喷枪用清水喷射多次，以清洗药垢，延长使用寿命。长期不使用时，应将药瓶内的剩余药液倒出，用自来水清洗喷枪和药瓶，然后放置在通风干燥处，避免日晒和热源。

2）充气式喷雾器

结构与原理： 充气装置的喷雾器由喷头、单向出液阀、充气装置及盛液筒等部件组成（具体结构见图 4-2）。喷头为螺旋涡流型，直通单向出液阀的出液端，出液阀的进液端通向小储液室，储液室下端接输液管，上端作为液阀弹簧支撑；充气装置设在喷雾器底部，它包括手柄、塞杆、活塞、单向进气阀及气筒。充气时，向下抽出塞杆，活塞颈上的橡胶圈滑向上端，使活塞上的气槽打开，在上下端气压差的作用下，活塞下端的空气通过气槽进入活塞上端。当活塞全部拉出时，活塞颈上的橡胶圈滑向下端，关闭了活塞上的气槽，使活塞上端的受压空气不能通过活

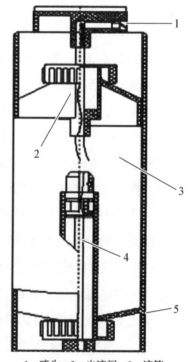

1—喷头；2—出液阀；3—液筒；
4—充气装置；5—充气手柄。

图 4-2 充气式喷雾器结构示意图

塞向下流出，只能顶开单向进气阀的紧圈进入盛液瓶内。重复上述过程，不断抽压使空气进入药液瓶内，直到达到所需喷雾工作压力为止。

操作与应用：应用时向瓶内加入 2/3 容量的药液，然后旋紧密封盖。用充气装置向瓶内打气，一般约打 30 次。充好气后，轻轻按下喷头，就可以喷出连续均匀的雾滴。打气时，慢一点抽出活塞，使压缩空气能迅速通过单向进气阀进入药液瓶内。充气式喷雾器适用于室内场所杀灭蚊、蝇、蟑螂等害虫。

维护：每次充气压力不能大于最大工作压力的 1.2 倍，以免超过容器最大承受压力而发生爆炸。每次使用完毕应盖好罩子，储放在清洁的地方，防止灰尘黏附堵塞喷嘴孔；避免日晒雨淋或靠近热源。长期不使用时应将剩液用完或倒净，并用清水进行喷洗，然后晾干擦净，存放在干净阴凉处。

3）气雾罐

结构和原理：气雾罐包括喷洒装置、喷液和抛射剂三部分。喷洒装置由容器、导液管和喷嘴组成，喷嘴是气雾罐的关键部位，它由下压开关和压力阀门构成（具体结构见图 4-3）。气雾罐内除有杀虫剂外，还加注了抛射剂，一次注入的抛射剂可以将杀虫剂全部喷完。抛射剂的作用是当它同药液一起进入大气后，一部分液体急剧蒸发成气体，从而使药液破裂为雾滴。随后抛射剂和溶剂进一步蒸发，使雾滴进一步减小，达到气雾状

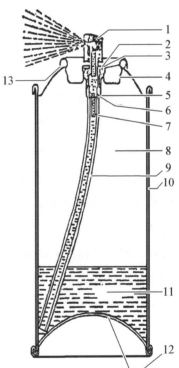

1—促动器（喷嘴）；2—阀门塞；
3—垫圈；4—镀锡铁皮盖；
5—阀体；6—弹簧；7—连接吸管套管；
8—气相；9—吸管；10—罐体；
11—液相；12—镀锡铁皮底；13—卷口。

图 4-3 气雾罐结构示意图

态。气雾罐的喷孔直径一般为 1.0～1.5 mm，喷雾量约 0.5～1.0 mL/s。气雾罐的雾化性能很好，直径为 10 μm 以下的雾滴占 80% 以上。

操作和使用：使用时将顶部的喷头按下即可，操作极其方便，但注意喷头不要离目标太近，否则喷出的雾滴会产生不均匀沉积。配合使用的药剂有乳剂、酊剂或油剂。乳剂、酊剂气味较小，但杀虫效果稍差；油剂有一定的气味，杀虫效果较好。气雾罐由于喷出的粒子细而均匀，在空气中悬浮扩散性好，因此，适用于空间喷洒。有效成分多采用低毒无刺激的杀虫剂，如二氯苯醚菊酯、胺菊酯、生物丙烯菊酯等，主要用于室内环境快速杀灭蚊蝇。

维护：每次使用完毕后须将阀门及喷嘴擦干，存放在阴凉处，避免日晒和高温。

2. **手动式压缩喷雾器**

此类喷雾器种类繁多，有手持式、手提式、背负式等。采用工程塑料或不锈钢制造。下面着重介绍国产手动式压缩喷雾器及其使用流程。

结构和原理：属于常量喷雾器械。目前此类产品款式很多，但其内部结构基本类似。它主要由液泵、气室、药液桶和喷射系统组成（具体结构见图 4-4）。液泵装在药液筒内，它的主要作用是靠皮碗在气筒内的上下往复运动吸入药桶内的药液，通过出水阀的控制压入气室，而后至喷射部件。气室在药液桶内的上部空隙部分，它的作用一是内部储存空气，稳定喷射压力，使药液能够形成均匀、连续不断的喷雾；二是起缓冲作用，减少机件的冲击损坏。当打气筒把外界的空气压入液桶内后，使药液桶内的压力增加，达到 3～4 个大气压。按下喷药开关时，在高气压的作用下，迫使药液进入喷射系统。当药液进入喷头螺旋室时，产生高速旋转，在离心力和喷头内外压力差的作用下，药液经喷孔呈圆锥状雾喷出。压缩喷雾器喷孔直径为 0.9～1.6 mm，喷雾工作压力一般为 0.3～0.8 MPa，喷雾量为 0.3～0.7 L/min。

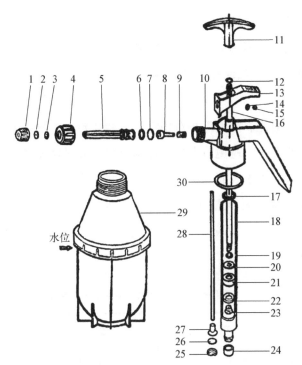

1—喷头帽；2—喷头片；3—喷头片座；4—喷杆螺母；5—喷杆；6—密封圈；7—阀片；8—阀杆；
9—阀门弹；10—药液桶；11—手柄；12—挡圈；13—开关；14—垫圈；15—挡圈；16—塞杆；
17—气筒垫圈；18—气筒管；19—弹簧垫圈；20—盆垫；21—皮碗；22—活动托；23—螺母；
24—气密圈；25—滤网座；26—滤网；27—滤网盖；28—吸收管；29—液桶；30—密封圈。

图4-4 手动式压缩喷雾器结构示意图

操作和应用： 手提、背负式压缩喷雾器喷出的雾粒容量中值直径较大，因此，主要用于滞留喷洒。喷洒的药液量根据喷洒表面的吸水情况而有所不同，有效剂量根据防治对象的不同而确定。配合使用的药剂多为乳剂、胶悬剂和可湿性粉剂等。部分压缩喷雾器可通过旋转或更换喷头，使得喷出雾的形状发生改变，呈扇形或线状。如防治蟑螂需要处理缝隙时，可选用线形喷雾；对墙面进行滞留喷洒时，为了使药液喷洒得更加均匀可选用扇形喷头。滞留性喷洒技术在舰艇环境应用较多，详细讲解如下。

1）选择合适的喷雾器

手持式、肩负式压缩喷雾器；处理物体表面为平面时，选择扇形雾喷嘴；处理孔洞、缝隙或裂缝时，选择单束喷嘴。

2）药剂选择

持效期长，对光、温度等相对稳定；无特殊异味；触杀作用强；对人相对毒性低、刺激性小，避免对人员有毒副作用。根据处理表面的性质选择相应剂型的杀虫剂：吸水表面，如石灰、水泥面等选用可湿性粉剂；半吸水表面，如涂料面、壁纸面等选用悬浮剂；不吸水表面，如铁皮、瓷砖、玻璃、大理石面等选择乳油、微胶囊剂等。常用于滞留喷洒的杀虫剂及推荐剂量，如表4-1所示。

表4-1　适用于滞留喷洒的常用杀虫剂及推荐剂量

杀虫剂	剂　　型	适用环境	剂量 /（mg/m^2）
高效氯氟氰菊酯	悬浮剂	室内外	30～40
氟氯氰菊酯	悬浮剂	室内外	20～30
顺式氯氰菊酯	悬浮剂，可湿性粉剂	室内外	30～50
高效氯氰菊酯	悬浮剂，可湿性粉剂	室内外	20～40

3）器械检查和校准

检查喷雾器或喷雾机部件应齐全，功能应正常，安装应正确；药箱内添加清水至正常使用允许容量，并加压至170 kPa以上。试喷喷嘴应雾化良好，且各连接处应无漏液，喷嘴和开关阀门无滴水或堵塞。

4）现场喷洒参数计算及药液配置

（1）测定面积：按拟处理物体表面性质分别测量出待处理面积。

（2）估算表面吸水量：经验法。一般不吸水表面（如瓷砖、玻璃）吸水量为 25～50 mL/m²，半吸水的表面，如涂料面为 50～75 mL/m²，吸水的表面（如石灰面）为 75～100 mL/m²，水泥面为 100～150 mL/m²；通常以 40～100 mL/m² 的吸水量来计算杀虫剂的用量。

（3）计算总药液需求量：根据待处理面积与表面吸水量，计算总药液需求量，公式如下：

$$F = B \times C$$

式中：F—总药液需求量，单位为毫升（mL）；

B—待处理面积，单位为平方米（m²）；

C—表面吸水量，单位为毫升每平方米（mL/m²）。

（4）计算杀虫剂的使用量：根据待处理面积与单位面积的用药量，结合杀虫剂的有效成分含量，计算出杀虫剂的使用量，公式如下：

$$G = \frac{B \times D}{E}$$

式中：G—杀虫剂的使用量，单位为克或毫升（g 或 mL）；

B—待处理面积，单位为平方米（m²）；

D—单位面积的用药量，单位为克每平方米（g/m²）；

E—杀虫剂的有效成分含量，单位为百分比（%）。

（5）计算配制用水量：根据计算的总药液需求量，减去杀虫剂的使用量，得到稀释杀虫剂配制用水量，公式如下：

$$H = F - G$$

式中：H—配制用水量，单位为毫升（mL）；

F—总药液需求量，单位为毫升（mL）；

G—杀虫剂的使用量，单位为克或毫升（g 或 mL）。

药液配置：将预先量取的杀虫剂，置于一小桶内加少量水搅匀，再倒入喷雾器内。用少量水洗涤小桶数次，洗涤水一并倒入喷雾器内，往喷雾器内加水至刻度，摇晃混匀。

5）喷洒操作要领

平面喷洒时采用扇形雾喷嘴，喷雾操作者直接站立在墙的前面，喷雾器背在左肩上，左手扶喷雾器，右手持喷雾杆，喷头距墙面 45 cm，按照固定速率，从墙体的底部喷自顶部，向右跨一步，从上喷洒至底部，并向同方向移动，每喷幅间应有 5 cm 重叠，均匀喷洒至湿而不流淌，如此反复，直至完成对靶物体表面的喷洒（见图 4-5～图 4-8）。

向墙的顶端喷洒时，身体要向前倾斜，当喷嘴向下移动时身体要向回缩且直立。根据靶病媒生物的孳生、藏匿和栖息习性，有针对性地采取选择

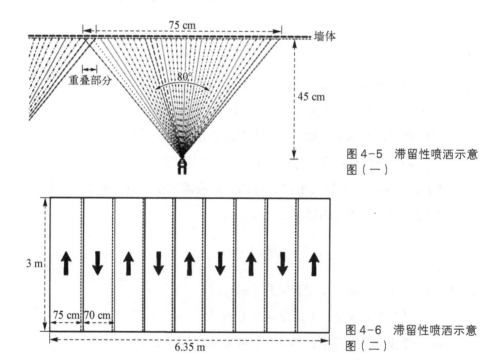

图 4-5 滞留性喷洒示意图（一）

图 4-6 滞留性喷洒示意图（二）

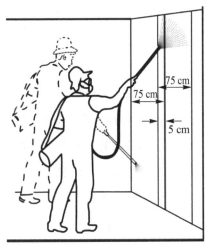

图4-7 滞留性喷洒示意图（三）

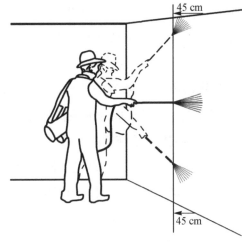

图4-8 滞留性喷洒示意图（四）

性或全面性滞留喷洒。喷洒天花板时采用扇形喷嘴，根据房屋的高度调节喷柄长度，使喷嘴与天花板表面保持45 cm距离。选定一侧墙面的天花板为起始面开始喷洒，至相对终端结束，向未喷洒方向跨步，并调转方向喷洒下一幅，每喷幅间应有5 cm重叠。

喷洒孔洞、缝隙或裂缝时采用束形喷嘴，直接向孔洞、缝隙或裂缝喷洒至药液湿润而不外溢。喷洒自上而下，同向移动，直至完成靶物体表面喷洒。在喷洒过程中，应维持喷雾器内压力不低于某一规定压力值（如170 kPa或约25 psi*），若压力低于该值时，需重新加压。

6）效果评估

开展防治前，选择适宜的密度调查方法进行调查；完成后，每隔一段时间采用相同的密度调查方法进行防治效果调查。评价指标以密度下降率表示；密度下降率＝（试验区处理前平均密度值－试验区处理后平均密度值）×

---

* psi，磅力每平方英寸，1 psi = 6.894 76 × 10³ Pa。

100%/ 试验区处理前平均密度值；密度下降率的评价界点为 70%，当密度下降率＜ 70% 时，说明处理效果不明显，应及时查找原因，有针对性地解决问题。

注意事项：① 喷雾的粒子不能太小，否则，粒子产生飘移，不容易附着到墙面上，不仅造成药剂浪费和环境污染，也会污染操作者，造成对皮肤、呼吸道或眼睛的刺激等。② 要根据喷洒表面的吸水量配置药剂浓度，喷洒时要均匀，避免出现药液流淌现象；用药剂量要达到规定的有效剂量，低于有效剂量不但起不到防治作用，反而容易导致防治对象抗药性的产生，增加防治难度。③ 防治蟑螂时，应重点处理沿墙角的不平地面 20 cm 与竖直墙壁 50 cm 的区域，重点对室内的各种缝隙（如瓷砖缝、门框缝、墙壁裂缝）等及其周边进行；防治蚊、蝇时，应全面处理房间顶部和四壁。④ 喷洒结束 1 h 后通风 0.5 h 以上，才可以进入。

维护：每次喷药结束后，应倒出残存药液，加入少许清水喷射几次，以便清洗喷射系统。若喷液为油剂或乳油，则应用热碱水洗涤，再用清水清洗。若长时间不使用，清洗后还应把药桶内外及各连接处的药垢污物擦净，并对零部件涂以黄油后，存放在阴凉干燥处。

3. 静电喷雾器

静电喷雾器在工作压力喷雾时的雾粒体积中值直径（VMD）≤ 150 μm，特别适合室内进行滞留喷洒，如图 4-9 所示。

结构和工作原理：静电喷雾器由喷雾器和高压静电装置组成。它具有静电喷雾和一般离心式喷雾的双重功能，只要喷头不连接上高压静电，它本身就是一台电动离心式喷雾器，不同的是雾粒沉积方式不一样，电动喷雾器靠风力，而静电喷雾器靠静电力。在工作时，喷雾器部分通过高速气流将药液粉碎成雾滴；高压静电装置使雾滴在离开喷头时带上了电荷，并且这种静电还可以使喷洒目标引发异种电荷，在喷头和喷洒目标之间形成一个静电场。

这样，喷出的带电粒子就可以在电场中快速、定向、均匀地吸附到目标的表面上。

操作和使用：静电喷雾器使用前，首先应检查电池电压是否充足。使用时，在高压发生器上装上接地线，使它的一端荡在地上。对于喷头及高压发生器分设的静电喷雾器，只要开启电源开关，雾化盘就可以运转；对于喷头及发生器合设电源

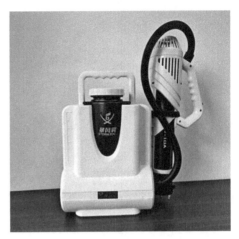

图 4-9　静电喷雾器

的静电喷雾器，应先把辅助插头插在发生器箱侧充电插口上，然后把喷头尾端伸出的电源插头插进辅助插头上，喷头电机就可以运转。

维护：每次使用完毕，应将剩余的药液倒出并清洗药瓶。经常检查螺丝和连接处是否有松动。长期不使用应放置在干燥通风处。

4. 烟雾机

烟雾机利用汽油机或柴油机排气管产生的高热废气或脉冲式喷气发动机产生的高速气流将油剂杀虫剂加热气化喷出，遇冷凝成微细油雾（雾滴体积中值直径小于 50 μm）悬浮于空中呈烟雾状，俗称喷烟机。烟雾机的种类很多，如脉冲式热烟雾机、电热式烟雾机、全自动电动热烟雾机等（见图 4-10～图 4-12）。以下以脉冲式热烟雾机为例进行重点介绍并详解操作要领。

结构和工作原理：脉冲式热烟雾机由脉冲式喷气发动机和供药系统组成。脉冲喷气发动机由燃烧室、

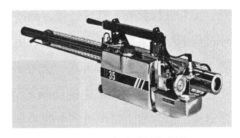

图 4-10　脉冲式热烟雾机

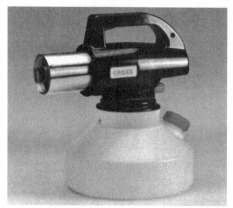

图 4-11　电热式烟雾机

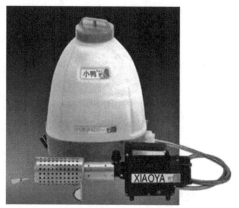

图 4-12　全自动电动电热式烟雾机

冷却装置、供油系统、点火系统及起动系统等部分组成；供药系统由增压单
项阀、开关、药管、药箱、喷药嘴等构成。工作时，打气筒打气，将汽油送
到化油器，另一部分直接进入化油器喉管，形成可燃混合气体，进入燃烧室
的进气管中。此时，点火系统开关接通，产生高压静电，火花塞放出高压电
弧，点燃燃烧室混合气体，混合气体点火"爆炸"，燃烧室及化油器内压力
迅速增高。高压气体使进气阀片关闭进气孔，并以极高的速度偏离喷管正常
工作循环，在前一工作循环排气惯性力作用下，燃烧室内产生负压，进气阀
片打开进气孔，新鲜空气吸入，燃油也从油嘴吸入。混合气进入燃烧室，与
前一循环残留的废气混合形成工作混合气。同时，该混合气又被炽热废气点
燃，接着进行燃烧、排气过程，脉冲式发动机按"进气—燃烧—排气"的循
环过程不断地工作。喷烟过程中，由化油器引压管引出一股高压气体，使它
经过增压单向阀、药阀开关，加在药箱液面上，产生一定的压力。在高温、
高速气流作用下，药液中的油烟剂蒸发，破碎成极小的雾粒，从喷嘴喷出，
并迅速扩散弥漫。喷烟机产生的粒子直径为 0.5～50 μm，其中，10 μm 以下
的粒子占雾粒的 90% 以上。

操作和使用（以 Swingfog SN50 为例）：

（1）新机器的安装。新机器从包装箱内取出后，需要先安装套管和干电池。从包装箱内搬出热烟雾机，检查包装清单和配件（主要是热烟雾机主机和套管）；用扳手旋下喷口的固定螺丝，并取下喷口，进行套管安装，校正对准位置后，安装喷口和固定螺丝，对套管进行固定（见图 4-13）；选择 1.0 的喷嘴流量阀（3 个型号，除了标配 1.0 外，还有 0.8 和 1.2 两个型号），并进行固定（见图 4-14）；打开电池仓盖，按照标示安装 4 节新的 1 号干电池，关闭电池仓盖（见图 4-15）。

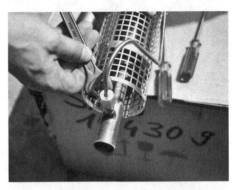

图 4-13 脉冲式热烟雾机安装示范（一）

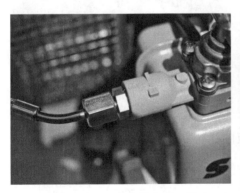

图 4-14 脉冲式热烟雾机安装示范（二）

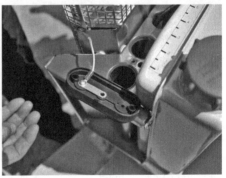

图 4-15 脉冲式热烟雾机安装示范（三）

（2）现场操作。新机器安装完成后现场操作步骤如下：拉动操作杆，听脉冲点火的声音，试一下是否有电（见图 4-16）；确保有电的情况下，通过机器配置的带筛网的漏斗向油箱加满汽油（油箱容量 1.4 L，但不要过满，以防溢出发生危险），旋紧油箱盖（见图 4-17）；药物配置后，按照使

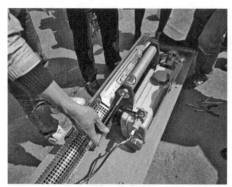
图 4-16　脉冲式热烟雾机安装示范（一）

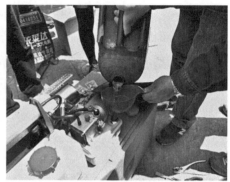
图 4-17　脉冲式热烟雾机安装示范（二）

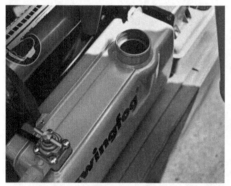
图 4-18　脉冲式热烟雾机安装示范（三）

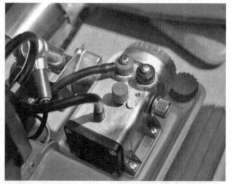
图 4-19　脉冲式热烟雾机安装示范（四）

用量向药箱中加入药剂混合液，药液同样需要过滤，以防堵塞喷嘴（见图4-18）；发动机器前，逆时针旋开机器油量开关（见图4-19）；拉动操作杆，发动机器（见图4-20）；机器发动稳定后（约0.5 min），打开药阀，此时出现白色喷雾，操作人员可以按照要求进行喷雾操作（见图4-21）。操作完成后，关机时先关闭药阀；待烟雾机内无白色烟雾喷出时（约1 min），关闭燃油开关；待机器冷却后，进行药箱清洗和机器保养等后续操作。

　　注意事项： ① 个人防护：操作人员须做好个人防护措施，如穿戴好防护服、眼罩、口罩和橡胶手套，防止药物中毒；使用过程中及使用后10 min内

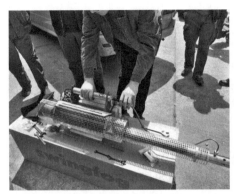 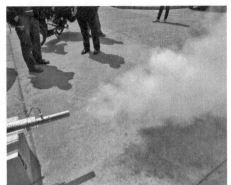

图 4-20 脉冲式热烟雾机安装示范（五）　　图 4-21 脉冲式热烟雾机安装示范（六）

请勿触及热烟雾机的高温部位，以免烫伤。② 操作场所的选择：热烟雾因大多使用有机溶剂作为配药溶剂，所以会产生一定的污染，对该类污染有特殊要求的场所避免使用；此外，热烟雾机喷出的烟雾会导致能见度下降，在可能会造成不良影响的场所应避免使用。③ 注意安全：一定要按照标准操作规程进行操作，防止发生火灾、中毒等事件；熄火前要先关闭药液开关，然后关闭油门开关；在封闭场所使用，烟量不得超过 1/400 L/m³，否则，当遇有明火时可能会燃烧、爆炸。另外，机器应避免放置在易燃、易爆及高温处。

维护：使用完毕后，要将药箱剩余药液倒出并进行清洗，及时清理机器表面的油垢。经常检查螺丝是否有松动，各种管道是否有漏液现象。长时间不用时应取出电池，将机器放置在通风干燥处，避免受潮。

优点和缺点：扩散性好，在静风条件下就能够很好地扩散，特别是向上的扩散，对特殊场所杀灭高处的病媒生物有用；穿透性好，适用于树林、草丛等处灭蚊；杀虫及时，发挥作用快；在外环境使用时，因烟雾粒子较小，受气象条件的影响较大；使用场所要求相对封闭，所以能够应用的场所有限。

5. 电动超低容量喷雾器

电动超低容量喷雾器雾化性能好，粒子小且均匀，体积中值直径小于

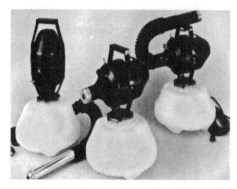

图 4-22　电动超低容量喷雾器

20 μm 的粒子占 90% 以上。适用于室内环境快速杀灭蚊、蝇、蟑螂等，还可用于室外环境防治蚊蝇。使用的药剂一般为专用的超低容量制剂，以油剂居多，严禁在有明火的地方使用（见图 4-22）。

结构和原理： 电动超低容量喷雾器由电机、药箱、控制系统等组成，使用 220 V 交流电。当电机旋转后带动风叶产生高速气流，另有一部分空气压入药液箱内，将药液压送到喷管与所产生的高速气流会合，使药液雾化成极小的粒子。

操作和使用（以 B-ULV-616A 为例）：

（1）开机前的准备工作：检查蓄电池电量并做好充电或更换蓄电池的准备，仔细检查电源线绝缘状况；确保机器工作开关和药阀开关在关闭的位置，流量调节旋钮在 0 的挡位；根据喷洒的空间范围仔细计算出所需的药品量，将定量的药品按照使用说明稀释后，将药液加入药箱，不超过药箱刻度的上限；旋紧药箱盖。

（2）机器启动：打开电源总开关并将机器背起；到达工作场所后打开工作开关；电机运转平稳后按下药阀开关按钮，并按下自锁按钮将药阀开关锁死以达到常开的效果；调整流量调节旋钮到所需位置。

（3）喷雾作业：控制行走速度，按照要求以 20 ～ 40 m/min 的速度，步行方向垂直风向（理想状态），喷洒方向应与风向保持一致或稍有夹角（即顺风方向）；不要任意摆动喷头，以免造成雾滴分布不均，影响杀虫效果。

（4）关机：紧按药阀开关按钮将自锁按钮弹出实现关闭功能，并将流量调节旋钮旋紧；关闭工作开关；将机器放下后务必关闭电源总开关；将剩余的药液排出。关机后如需马上启动，要注意必须等到马达完全停止后，方可重新开机，严禁短时间内频繁开关，以免加快机件的损耗。

注意事项：① 选用适宜的剂型，超低容量喷雾使用的药剂一般为高浓度的杀虫剂如油剂（或乳油）、原油。② 选择适宜的粒子，使用超低容量喷雾器械时，应根据防治对象的不同选择适宜的粒子，这样可以减少药液的浪费，提高防治效果。③ 计算喷雾的移动速度，在外环境使用超低容量喷雾器械时，要计算喷雾的移动速度，只有这样才能在大面积用药时做到喷洒均匀。首先根据说明书推荐的应用有效剂量和处理面积以及药剂的浓度计算总喷药量，配置药液。然后再根据所用施药器械的流量、有效射程和每平方米的喷洒药液量，计算喷雾过程中的移动速度。④ 充分利用粒子的飘逸过程有效延长喷幅，增大覆盖面积，提高工作效率。超低容量喷雾粒子小，可随风飘逸。静止空气中喷出来的雾粒初速度为零，而当外环境风力大于 3 级时，一般不能使用超低容量进行喷雾。⑤ 顺风方向实施喷雾，在外环境进行喷雾时，应从下风向开始顺风实施喷雾，这样既利用了粒子的飘逸特点，也可以避免操作人员及喷雾器具受到杀虫剂的污染。⑥ 选择适宜时间喷雾，尽可能在傍晚进行，此时大气处于逆蒸状态，可延长杀虫剂粒子在空中悬浮的时间，增加杀虫剂与病媒昆虫接触机会，还要与防治对象的活动习性结合，在蚊、蠓、蚋、蝇等处于活动高峰时喷雾，可以提高杀灭效果。⑦ 喷雾时药液不要喷洒在照明灯泡（管）上，以免发生危险。严禁对有明火的地方喷雾。

维护：使用完毕后，用清水加入药箱内，旋紧药箱盖，上下左右震荡，倒出污水，再加入清水反复清洗两次。将清水加入药箱，开机喷雾 300～500 mL，清洗管道和喷嘴，如此连续两次开机喷雾，再用清水清洗干净。如长时间不使用机器，必须参考上述清洗方法清洗机器后，将蓄电池取出，机器风干后放置于干燥通风处。经常检查密封件和活动件，当发现部件损坏、老化、变形，应及时更换以免影响整机的性能。使用一段时间后，应清洗电机底部的空气过滤网，对各部件螺丝及电机活动部位做充分的润滑处理。若长期不使用，清洗干净后放置在通风干燥处。

6. 机动超低容量喷雾器

结构和原理：机动超低容量喷雾器由发动机、柱塞泵、药箱、油箱、喷洒部件等组成（见图4-23）。以汽油发动机为动力，带动风机产生高速旋切气流，同时将药液加压按一定流量（可调节）送到喷嘴和高速气流汇合处，在高速旋切气流和喷嘴特殊结构共同作用下，将药液破碎为极小的雾粒。雾滴微细直径为 5～50 μm，具有很强的弥散性、均匀性和漂浮性；射程远，水平方向可喷射 10 m，覆盖面宽，单位面积用药量少，每平方米 0.1～0.2 mL。药液雾粒在空间悬浮时间较长，防护范围大，对飞行的害虫有较高的杀灭效率。

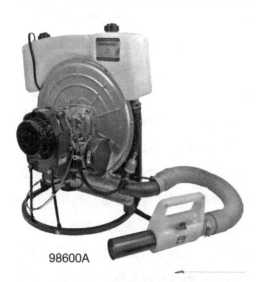

98600A

图 4-23　机动超低容量喷雾器

操作和应用：发动机是单缸二冲程汽油发动机，启动前应按照说明书规定的比例，配置好混合油加入。启动时按照二冲程汽油发动机的要求进行，调整油门手柄到适当位置，使机器在低转速时运转到适当位置，运转 3～5 min，然后将发动机转速调整到 5 000～6 000 r/min。此时，打开药液开关，就可以进行喷雾作业。停机时，应先关闭药液开关，怠速运转 3～5 min 后再停机。适用于室内较大空间及室外大面积杀灭卫生害虫，特别是飞虫类。超低容量喷雾最佳使用时间是午后近黄昏时段，这时是蚊虫的活跃期，例如杀灭伊蚊的最佳时间在 15 : 00～18 : 00；超低容量喷雾的使用外环境要求小于 3 级风。

维护：每次使用后，用清水及时清洗药箱，然后低速喷出，以便清洗机器内部与药液接触的部件。长时间不使用时，应放置在通风干燥处，避免潮湿。

7. 电热蚊香加热器

电热蚊香加热器是通过电加热，应用 PTC 元件发热升温，把药物挥散温度控制在一定范围内，以保证药物稳定挥发，从而达到驱赶、击倒和杀死蚊虫的目的。电热蚊香加热器的品种样式较多，常见的有以下 2 类：

1）电热片蚊香加热器

结构和工作原理：电热片蚊香加热器一般由电源线（插头）、熔断器、电阻、指示灯、开关、PTC 发热件、导热板及外壳等组成。接通电源后，电阻体产生的热量传导到导热板，当蚊香片放在导热板上时，浸渍在其中的药物就可均匀地挥散在空间。

操作使用：将蚊香片取出，放置在加热器导热板上，接通电源即可。

维护：蚊香片要现取现用，防止药物流失，使用完毕后要及时切断电源，长期不使用时须隔潮放置、避免高温及阳光直晒。

2）电热液体蚊香加热器

结构和工作原理：电热液体蚊香加热器一般由电源线（插头）、熔断器、电阻、指示灯、开关、PTC 发热件、挥发芯、药液瓶及外壳等组成。接通电源后，PTC 发热件开始升温，之后依靠自身的温度调节功能，使温度保持在一定范围，并通过热辐射将热量传导到挥发芯，储存在药液瓶里的药液通过毛细作用流到芯棒上端，遇热后即按照一定的挥散速度释放到空间发挥作用。

操作使用：将药液瓶装入电热液体蚊香加热器中，使挥发芯处于加热器发热套的中央位置，接通电源、打开开关即可。

维护：使用完毕后要及时关闭开关、切断电源，长期不使用时须避免高温及阳光直晒存放。

二、灭鼠器械

灭鼠器械的应用是灭鼠措施中的一个重要环节，器械灭鼠对人畜安全，不污染环境，是最常用且适用的方法。

器械灭鼠也称物理灭鼠，其灭鼠有以下几个特点：① 对人、畜比较安全，一般不会造成危害；② 结构简单，可就地取材制造各种捕鼠器械；③ 有群众基础，容易推广；④ 费用较省，耐用；⑤ 同种灭鼠器不宜在同一地方连续使用；⑥ 一般而言，不宜在大面积突击灭鼠时使用；⑦ 器械灭鼠能捕到不同种类的死鼠和活鼠，可用于对其进行检验、密度及其体表寄生虫的调查，这是器械灭鼠的优点，是其他灭鼠方法难以替代的。

灭鼠器械种类繁多，这里仅介绍舰艇上常用的几种。

（一）鼠夹

鼠夹是最常用的捕鼠工具，其使用简便、安全。鼠夹的种类和型号虽然很多，但原理基本相同，各种鼠夹以木板、镂空铁板或粗铁丝为主体，架以钢丝环，利用弹簧的弹压作用，夹住触动诱饵的老鼠。常用的有木板鼠夹、铁板鼠夹和铁丝鼠夹等，如图4-24～图4-26所示。

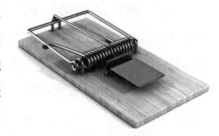

图4-24 木板鼠夹

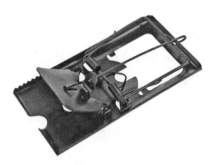

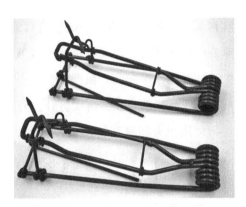

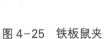

图 4-25 铁板鼠夹 　　　　　　　　图 4-26 铁丝鼠夹

（二）捕鼠笼

我国捕鼠笼的种类有很多，常见的有铁质捕鼠笼（多种形状）、塑料制捕鼠笼（矩形、屋状等），如图 4-27 所示。先在捕鼠笼放置诱饵，当鼠捕食诱饵时，牵动捕鼠笼的门阀或挂钩，门即刻关闭。

另有红外线智能捕鼠笼，这是一种利用红外线感知装置、可多次捕鼠的新型捕鼠笼，目前这种红外线捕鼠笼也已有多种款式。这种捕鼠笼为铁质，且有多道门阀，可多次捕鼠（见图 4-28）。当鼠经过捕鼠笼门口或红外线所

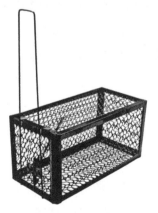

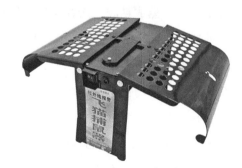

图 4-27 铁质捕鼠笼 　　　　　　图 4-28 红外线捕鼠笼

在区域时，捕鼠笼的红外线装置可感知到鼠的存在，立即将门关闭，鼠即刻在门关闭的力量驱动下进入到鼠笼，即被捕获或进入到鼠笼中的第二道门中，而此门是单向门，鼠即被捕获；在鼠进入鼠笼第二道门后，外门因红外线感知不到鼠的存在会再次打开，开始捕捉老鼠。

使用鼠夹和鼠笼等器械灭鼠前，宜对使用的器械逐一进行有效性检查。在灭鼠范围内应布放足够数量的鼠夹或鼠笼，诱饵宜选择鼠类喜食的新鲜食物；在食物丰富的场所，可用滴有麻油的棉花球作诱饵。另外建议晚放晨收。

注意事项：① 捕杀褐家鼠或黄胸鼠时，鼠夹、鼠笼宜免启动机关 3 d以上，每天调换饵料，以消除鼠的新物反应，至老鼠取食饵料或第 4 d 后启动机关进行捕杀；② 捕杀小家鼠和黑线姬鼠可直接启动机关；③ 鼠夹或鼠笼应布放在有鼠活动区域如鼠洞、鼠道和鼠迹附近，诱饵面向墙或物体，鼠夹距离墙或物体 1～2 cm 并与之垂直，鼠笼平行或垂直于墙或物体。

（三）粘鼠板

粘鼠板使用方便，一年四季在各种环境里均可使用，不污染环境，对人畜安全。粘鼠板是在有一定硬度的纸板或铁板上涂上粘胶制成的捕鼠工具。粘鼠胶最初是用松香和机油，按一定比例加热熬成，松香含量高时黏性大。在春、秋季温度适宜的情况有效期仅 10 余天，也有用调墨油或松香与枫油或蓖麻油各半，熬成粘胶，涂在厚纸、铁片或硬纸板上制成，有效期一周。粘鼠板的捕鼠效果与粘鼠胶的黏性密切相关，黏胶力大，鼠一旦被黏住则不会再逃离。目前市场上有多种粘鼠板销售。

粘鼠板布放技巧：① 布放在鼠道上或鼠经常活动的地方，粘鼠板与墙基平行紧靠。② 不宜在粉尘多的环境或下水道附近及用水冲刷尚未干燥的地面处使用。③ 用于灭鼠的粘鼠板放置不须"晚放早收"。④ 粘鼠板上可放置鼠类喜食的食物，不要放麻油或者油炸食品，鼠粘上油会帮助其逃脱。

⑤ 捕到鼠后的粘鼠板一般不再重复使用。⑥ 通常单块粘鼠板很难捕捉到鼠，即使能捕捉到，也可能是以小鼠为主，对于大鼠（如褐家鼠，黄胸鼠）而言，可以增加鼠板的数量，方可达到较好的效果。

（四）挡鼠板

挡鼠板是用于阻止老鼠窜入舰艇的一种有效工具。当舰艇停靠码头时，老鼠可能会沿缆绳爬上舰，因此须在缆绳上挂挡鼠板进行阻止。

挡鼠板由铝合金或不锈钢材质制成，结实、耐用且使用时间长。挡鼠板由主板面和卡槽构成，需要时把挡鼠板顺卡槽的内径插入卡槽之中，驶离码头时将挡鼠板取下。挡鼠板外观可见部分为铝合金定制，且贴有黄黑色的反光警示贴，夜间容易辨别。

（五）毒饵盒

毒饵盒是一种盛装灭鼠毒饵的容器，其作用是减少或避免非靶标动物误食和延长毒饵的保质期。根据老鼠喜欢钻洞和在隐蔽场所取食的习性，专门设计有可供老鼠爬行通过的入口和出口。此种装置的优点为：第一，符合鼠类摄食习性，并提供鼠类取食的安静环境；第二，对灭鼠剂，特别是慢性抗凝血灭鼠剂，采用毒饵盒一类器具会使药物持续发挥作用，可大大提高灭鼠效率；第三，毒饵不易受潮变质，有利于吸引老鼠前来取食毒饵；第四，不污染环境，不易被其他非靶标动物盗食。此法经济实惠、省物、省力、使用方便，在鼠害长期控制中可发挥重要作用。

毒饵站设置管理要求如下：① 位置。鼠类活动场所的选择与人类活动、食物来源等因素关系很大，因此毒饵站一般投放在鼠栖息、取食和人类活动较少的区域；② 灭鼠毒饵。毒饵盒内毒饵无霉变，灭鼠颗粒剂不少于 20 g，小包装袋应开口，或其他蜡块饵剂不少于 2 颗；③ 警示标识。橘黄色警示

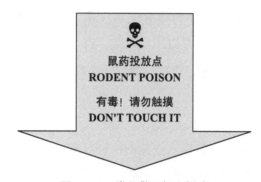

图4-29　常见警示标志样式

标识贴在毒饵盒或设置点的上方（见图4-29）；④ 数量。毒饵站设置间距应根据鼠密度的高低设置，密度高时每隔30 m设置一个，毒饵站的投放可以实行封锁带式布置，鼠迹明显、受害重的地方多投放；⑤ 编号。毒鼠盒有统一编号，便于统计管理；⑥ 管理。每月检查毒鼠饵站1～2次，检查鼠饵消耗情况，及时补充饵料和更换霉变鼠饵；检查、补充、更换鼠饵均须做好记录。

毒饵盒的形状、材质多种多样。一般用纸板、塑料、木质、陶瓷等制成三角形、四方形、梯形或屋形，甚至可就地取材，以石块、瓦片、竹筒等替代。一般毒饵盒的两端有孔，孔径可容鼠进出。须注意的是，鼠类对容器中毒饵取食有个适应过程，比地面取食要复杂一些，所以用容器投毒时间相应要长一些。

第五章

舰艇病媒生物的防治

一、病媒生物的防治方针和原则

（一）防治方针

舰艇上病媒生物的防治应采取"综合防治、标本兼治、治本为主"的方针。综合运用各种措施（技术的或行政的）和方法（生物的、物理的、化学的、环境治理等方法）进行防治，并因类、因时、因地将各种方法与措施相结合与协调，讲求安全、有效、经济、简便以及成本与效益的统一，将舰艇上的病媒生物控制在不足以为害的水平，争取予以清除，以保障广大舰艇官兵的正常生活和健康，圆满完成护航任务。

（二）防治原则

1. 加强组织领导

加强领导，周密计划，严密组织，充分宣传，把舰艇病媒生物的防治落实到舰艇每位官兵。

2. 加强本底调查和密度监测

调查舰艇病媒生物危害情况，加强密度监测；在此基础上有的放矢、科学组织实施防治工作，通过周期性密度监测，及时发现问题，巩固防治效果。

3. 采取环境治理为首的综合防治

以生态学为防治基础，充分了解舰艇各种病媒生物的生态习性、特别是孳生、食性、栖息等特性；以环境治理为首要防治手段，搞好舰艇环境卫生，清除病媒生物的孳生地；并根据其生物学特性及当时的具体情况选择合适的物理和／或化学防治方法进行综合防治。

4. 合理选择防治方法

安全、有效、经济、简便是选择防治方法的原则，应用场合、防治效果、防治对象、防治目的等是正确选择防治方法的基础，其中，防治的目的和要求是选择防治方法的出发点，防治对象是选择防治方法的依据。要做到防止病媒生物对人员造成危害；防止病媒生物对舰艇及其设备仪器、货物造成损害或引起火灾；防止病媒生物污染食品及其原料与饮水；尽量减少病媒生物防治作业对战备、执勤的影响。

5. 视舰艇为独立的生态系统

舰艇是一个独立的小环境，可将其视为一个小的生态系统进行治理，以期实现舰艇病媒生物的可持续控制，而不是一味地喷洒化学杀虫剂。但在紧急情况下，如密度过高或有疫情发生时，则必须突击性灭除，可用化学杀虫剂进行大范围灭杀，条件允许时，熏舱可以高效地杀灭舰艇上所有病媒生物。

二、常见病媒生物的防治方法

（一）鼠类的防治

1. 鼠类的防治要点

1）鼠情调查

了解和掌握鼠类栖息、活动场所，是制订防鼠灭鼠措施的基础和重要依据。

2）确定防治方案

根据调查情况，制订防治方案，确定灭鼠方法（物理方法、化学方法等），防鼠部位（门、窗、孔、洞等）及应采取的环境治理措施（清除鼠类隐蔽的杂物等），明确各种措施的实施步骤。

3）确保人员安全

使用灭鼠药，尤其是急性灭鼠药剂，必须确保人员安全。灭鼠毒饵投放应做到以下几点：按规定量投饵于鼠道上或鼠类经常出没的场所；对投放点做详细记录，灭鼠后要回收残饵和死鼠；不要用常见食品做饵以免误食中毒；应尽可能不用急性灭鼠剂灭鼠；操作者在配制、投放、回收毒饵时要戴手套，操作后要彻底洗手；要储备解毒剂，以救治可能中毒的人；使用熏蒸灭鼠剂时也很危险，操作者必须通过严格的技术培训和考核。

4）巩固防治效果

在减少鼠类栖息藏身之地以及落实防鼠措施的基础上，通常设置固定的毒饵站，毒饵盒内置慢性抗凝血灭鼠剂毒饵，供残存鼠和入侵鼠盗食，作为长期巩固的措施。如果以局部控制鼠害为目的，开始每周必须检查补充毒饵一次，其后每月检查更换补充。每次检查须做详细记录。

2. 鼠类的防治方法

1）环境防治

严格落实舰艇条令，保持舱室整洁，不留卫生死角；不乱扔乱倒垃圾、杂物等。加强对主副食品、饮料、水果及蔬菜的贮藏管理，防止鼠类盗食；垃圾和泔脚应及时处理，靠码头时做到垃圾日产日清，航行时应保证垃圾全部密闭，消除鼠隐藏、繁殖隐患；用过的餐具应及时清洗，杜绝过夜。

2）物理防治

适合舰艇常用的灭鼠器械有鼠笼、鼠夹、粘鼠板和挡鼠板等。当舰艇停靠码头时，在靠近舰舷一端的所有缆绳上设置挡鼠板，夜间舰艇舷梯上方设强光照射，谨防岸上鼠类窜上舰。鼠笼、鼠夹和粘鼠板的使用须注意以下 3 点：一是要布放在鼠道上；二是要有诱饵；三是器械要有效，即鼠笼鼠夹对鼠可正常捕捉，粘鼠板黏着力应足够强。

3）化学防治

化学防治主要有毒饵和熏蒸剂 2 种：

毒饵： 舰艇环境毒饵有效成分主要选用抗凝血类杀鼠剂。投毒灭鼠应有专人负责、检查，及时补充，禁止使用剧毒杀鼠剂。第一代抗凝血杀鼠剂须饱和投放，即投放数量足够鼠类取食，在一周内隔天检查并补充；第二代抗凝血杀鼠剂采用回合式投毒，也即首次投毒后隔一周再补投一次的方法；杀鼠剂使用时间应保持 10—15 d。杀鼠剂常配制成毒饵、蜡块毒饵等。

熏蒸剂： 熏蒸剂具有较高的蒸气压，在常温下易挥发气化（升华），或与空气中的水汽及二氧化碳反应，生成具有杀虫、杀菌、灭鼠作用的气体物质。熏蒸剂能穿透被熏蒸处理物的内部，杀虫、灭鼠效率极高。常用的熏蒸剂有磷化铝、氰化钠、氰化钾、氰化钙、四氯化碳、二溴甲烷、氯化苦、二硫化碳、溴甲烷、硫酰氟等。由于熏蒸剂毒性极高，熏蒸操作难度大，可在舰艇航行前、出现重大疫情或发现鼠密度过高等特殊情况时向专业机构申请使用，从事熏蒸剂灭鼠的专业人员须培训合格并取得相关资质，按照 SN/T 1123—2010 帐幕熏蒸处理操作规程的要求，在保证安全的前提下使用。熏蒸前先关闭通道，堵塞所有的孔、缝，检查室内是否漏气，然后根据熏蒸剂使用要求确定用量，灭鼠后次日通风，在确认安全之后才能允许人员进入。

（二）蟑螂防治

1. 蟑螂的防治要点

1）侵害调查

在蟑螂防治工作中，通过调查蟑螂密度，了解蟑螂侵害场所及其原始水平，为制订综合防治方案及灭效评估做准备。

2）确定防治方案

根据调查情况制订综合防治方案，确定药物及杀灭方法，明确各种措施的实施步骤。

3）以环境治理为本

防与灭结合，以防为主，以环境治理为本，破坏蟑螂赖以生存的孳生地，多考虑选用非化学的方法；各种技术措施取长补短，达到相辅相成、整体作用的效果。

4）定期检查，巩固防治效果

有时很难做到一次彻底灭绝局部的蟑螂，因为可能遗漏了活的卵鞘、漏处理了某个蟑螂的栖息藏身之地、蟑螂对药物不敏感未被杀灭等。因此必须定期检查，如发现有密度回升迹象，应分析原因并做针对性处理，才能长期巩固防治成果。

2. 蟑螂的防治方法

1）环境防治

消灭蟑螂首先从整治环境着手，搞好卫生整治工作。保持室内清洁，断绝食物和水源，及时清理室内垃圾和厨房泔脚，妥善保存剩余食品，保证无食物残屑，无油污，无蟑螂粪便；对搬运上舰的罐头箱、副食品筐和饮料箱等必须认真检查，防止将蟑螂及卵鞘带上舰艇。

2）物理防治

诱捕法：在广口瓶口涂一圈香油或凡士林，瓶内放面包，瓶外用硬纸板搭一条引桥进行诱捕。

热杀法：用蒸汽或开水浇灌缝隙，杀灭成虫或卵鞘。

粘捕法：用蟑螂粘捕盒粘捕时，撕掉粘捕盒内黏胶纸板上的防黏纸，在盒中央放置食物诱饵，蟑螂入盒内即可粘住。

3）化学防治

采用的防治方法常有喷洒法、毒饵法、毒笔法、毒粉法、烟雾法。由于舰艇舱室狭窄，人员集中，通风不佳，因此需要选用高效、低毒、广谱的杀虫剂，同时应选用对人体无刺激，对仪表、油漆表面无明显损害的制剂。为防止产生抗性，应经常更换杀虫剂。另外，对舰艇不同部位应选用不同剂型的制剂，如厨房、机房、病房等处最好选用毒饵。

4）生物防治

舰艇环境生物防治主要是应用于蟑螂防治，在其他病媒生物控制中较少应用。目前市场应用的有如下种类：绿僵菌杀蟑饵剂，如 WP20200007、WP20110233、WP20090077；毒力岛灭蟑胶饵（内含黑胸大蠊浓核病毒）。生物防治所用制剂对人体无毒，蟑螂亦无抗药性，特别适宜在不适合用化学杀虫剂的厨房、病房、机房等处使用。

（三）蚊类防治

1. 蚊类的防治要点

1）查清孳生场所

调查蚊类孳生地，一是查看积水容器内有无蚊虫孳生；二是通过询问及现场调查，明确成蚊停歇场所，并逐一做好记录。

2）确定防治方案

根据蚊类栖息调查结果，确定室内滞留喷洒处理的部位。如果蚊类密度过高，可考虑选择空间处理，如超低容量喷雾或热烟雾机，可杀灭成蚊，迅速降低蚊类密度。另外，在选择防治方法时一般要考虑不同部位应选用不同的方法，紧急情况下，如舰艇因出访或有疫情发生时的熏舱处理另当别论。

3）以环境防治为主

消除舰艇环境可能存在的蚊虫孳生地，是蚊虫防治最根本的措施，存水容器和小型积水是重点清查对象。在飞进舱室的蚊虫较多、侵害严重时，才考虑化学杀灭方法。

4）定期检查，巩固防治效果

要对蚊类孳生地进行定期检查，除检查原有的孳生地控制效果之外，还要查看有无新的孳生地产生，并根据调查结果，有针对性地调整防治措施。

2. 蚊类的防治方法

1）物理防治

诱捕法：利用蚊虫的趋光性而制成的灭蚊灯可以用来诱杀成蚊；或取广口瓶数只，内装少许浓糖液，轻轻摇晃，使瓶内壁沾上糖液，放在室内蚊子较多的地方，蚊子闻到糖，就会往瓶内飞钻，最终被粘住或淹死。

击杀法：用电蚊拍以电击的方式灭蚊，用市售苍蝇拍拍打等。

2）化学防治

喷洒：① 室内滞留喷洒，这是应用最广的化学灭蚊方法，用于防治室内的蚊虫。使用具有持效的触杀杀虫剂，喷洒在室内蚊虫常栖息部位，如天花板、橱柜、墙壁等；使用持效安全的卫生杀虫剂浸泡过的蚊帐，可视为一种特殊的滞留处理。② 空间喷洒，作为临时性或紧急措施，以快速杀灭室内或室外蚊虫，根据施药方法不同又可分为两类，即常规空间喷洒和超低容量空间喷洒，超低容量空间喷洒应用于中、大面积灭蚊，对紧急控制蚊媒疾病流行有明显的优越性。

蚊香：常用的有盘式蚊香、电热蚊香片、电热蚊香液等，主要用于室内驱蚊、灭蚊。

驱避剂：在皮肤上涂抹或药物处理衣物后可有效地阻止蚊虫叮咬。常用的方法：皮肤涂抹浸泡、或向衣物织物如蚊帐上喷雾，还可将驱避剂加在适当的载体如醇酸树脂、明胶、过氯乙酸中制成头网、披肩等。

（四）蝇类防治

1. 蝇类的防治要点

1）加强垃圾管理

在舰艇上，垃圾是蝇类主要的孳生场所。舰艇上垃圾的主要来源有厨房垃圾、生活垃圾以及医疗垃圾等。要对每一处垃圾进行密封处理，并日产日清，杜绝蝇类在舰艇上孳生繁殖。

2）采用多种方法灭成蝇

杀灭成蝇的方法很多，要根据具体的情况采用不同方法。非药物的捕蝇笼是码头诱杀蝇类非常有效的措施。舱室内可用粘蝇绳、粘蝇纸等诱捕。药物灭蝇可选用毒饵法、滞留喷洒方法以及空间处理方法。

2. 蝇类的防治方法

1）环境防治

舰艇上垃圾箱盖要随时盖严，每日垃圾清运后需冲洗垃圾箱，箱底缝隙等处不留淤积物。

2）物理防治

捕蝇：① 捕蝇笼，多用于苍蝇多的外环境场所。可采用腐败的肉、酒糟、水果皮或市售诱饵做引诱剂，为防止诱饵生蛆，可定期加 0.1% 敌百虫溶液于饵料盘中。② 捕蝇瓶，多用于室内捕蝇法。用具由玻璃制成，瓶底有突入瓶内的喇叭口，瓶内盛放糖水，瓶底放诱饵，苍蝇进入瓶内即不能再飞出，最终被淹死在瓶内水中。

粘蝇：粘蝇用的防治用品有粘蝇纸、粘蝇贴、粘蝇绳等，尤其在厨房、餐厅等场所适合用此方法。用过的粘蝇纸、粘蝇贴、粘蝇绳要烧掉。

其他：利用蝇类的趋光性，用灭蝇灯捕杀成蝇；用蝇拍拍打等。

3）化学防治

灭蝇蛆：使用各种剂型的杀虫剂对蝇蛆孳生场所进行处理，常用的有颗粒剂、水乳剂等。

灭成蝇：化学防治主要采用滞留喷洒法，将杀虫剂均匀地喷洒在物体表面，当苍蝇爬往或栖息在处理过的物体表面时，因接触吸收而中毒死亡，持续效果可达 1 个月左右。毒饵也是常用的一种灭蝇方式。还可利用蝇类爬绳习性制成毒蝇绳，当蝇类在线绳上爬行时，绳中的杀虫剂就可以将蝇杀灭。

（五）其他病媒生物防治

1. 蚤、螨、臭虫和虱的防治要点

1）调查侵害情况

通过询问及现场查看了解舰艇侵害情况，制订有针对性的防治措施。

2）综合防治

舰艇上的蚤、螨多以鼠类为宿主，因此灭鼠在一定程度上可以杀灭绝大多数寄生性蚤、螨，灭鼠后用杀虫剂喷洒鼠尸及周围的环境，同时清除、消杀宿主的孳生场所即可。此外，部分螨类寄生于禽类身体上，因此对于航海途中停落在甲板上的禽类，特别是受伤不能飞离的，应教育官兵不予饲喂把玩，要及时予以驱逐。对侵害严重的舰艇可使用化学杀虫剂进行局部处理。

2. 蚤类、螨类、臭虫和虱的防治方法

1）蚤类的防治

环境防治：环境防治是根本性措施。搞好舰艇的环境卫生，包括个人卫生，经常洗涤被褥，保持舱内干燥整洁，经常打扫舱室床铺、家具等遮盖物的下方，可将灰尘里的卵、蛹等一起清理干净。同时，灭蚤工作必须与灭鼠工作相结合，否则灭鼠后，蚤另寻宿主，会增加人员感染的危险。

化学防治：紧急情况下采取化学防治手段，也是当前蚤类防治的重要措施之一。在进行蚤类防治前应首先加强个人防护，以防蚤类叮咬。操作人员应穿着长袖上衣与长裤，裤脚、袖口紧扎，颈部围以毛巾，上衣塞入裤腰并用皮带扎紧，暴露皮肤处涂抹驱避剂。最有效的灭蚤法是用杀虫粉剂处理，也可用滞留喷洒法。重点处理舱室缝隙、墙角、床垫等处。衣被可集中于一密闭房间中，用杀虫烟雾剂处理。

2）螨类的防治

环境防治：环境治理的根本在于清除螨类孳生场地，并与灭鼠工作结合起来操作，彻底清理鼠类的孳生栖息地以及其他经常活动的场所，以清除革螨、恙螨等寄生性螨类。

物理防治：经常清扫舱室内的卫生，保持干燥、整洁是清除尘螨的根本措施。日光暴晒、紫外灯灭杀为物理防治尘螨的主要方法。

化学防治：当螨密度高而对人形成严重骚扰时，应及时采取滞留喷洒方法控制螨。主要处理地面、木质家具和墙壁的缝隙等处。

3）虱的防治

环境防治：防虱首先注意个人卫生，养成良好的卫生习惯，勤洗澡，勤换洗衣、裤、被褥等。同时应注意尽量避免虱子的转移扩散途径，如不使用他人梳子、不穿用他人衣裤、不使用他人被褥等。

物理防治：高温灭虱包括煮、蒸、烫。无论哪种方法，必须保证温度不低于 65℃，时间不短于 0.5 h，虱与虱卵才会死亡。蒸汽是最常用的方法，干热有时可代替蒸汽，煮沸为最简单的方法，用何种热方法灭虱，必须视虱附着的物体质地而定。

化学防治：药物直接喷洒、浸泡染虱的衣被，或将衣物悬挂于密闭室中用药加温熏蒸。0.04% 的氯菊酯乳剂用来喷洒处理内衣，100～150 mL/ 套，24 h 可基本杀死虱子，有效期可持续 25 天。一般情况下，头虱、阴虱可用

0.01% 的氯菊酯乳剂洗剂（氯菊酯 1 g、乙醇 10 mL，市售浴液 89 mL，配成 1% 原液，使用时 100 倍稀释），用毛笔或棉球涂于染虱头发、阴毛上。每人用洗剂 20～30 mL，3 d 后可杀死全部虱子。衣、被也可用 0.04% 氯菊酯乳剂喷洒、浸泡处理。

4）臭虫的防治

保持舱室卫生，堵塞缝隙，清除杂物。臭虫孳生时，可敲击床架、床板等，将臭虫震下、杀死，或用针、铁丝挑出缝隙中的臭虫，予以杀灭。用沸水浇烫床架、床板，对染有臭虫的衣服、床单、枕套等物品可用开水浸泡或在阳光下暴晒 4 h 以上，对不能用开水浸泡的衣物可用消毒粉或洗衣粉浸泡半个小时或用氯菊酯和右旋苯醚菊酯进行直接喷洒，冲洗干净再使用。臭虫孳生场所用杀虫剂做滞留喷洒，用毛笔或毛刷蘸取药剂，涂刷床铺、衣柜等缝隙处。对于虫患严重的舰艇，也可进行药物熏蒸处理。

第六章
病媒生物防治的作业防护

　　杀虫剂和灭鼠剂对人和动物都存在不同程度的毒性，因此，在进行病媒生物的防治工作中，作业人员及驻留在作业环境中的人员必须明确，药物安全使用与安全操作非常重要。

一、危害

（一）对人的危害

　　化学杀虫剂和灭鼠剂作为化学药物，对人的安全都会构成一定的危害，主要表现在以下几个方面。

　　1. 慢性蓄积作用

　　大部分杀虫剂和灭鼠剂施入不同的环境中，可以经过自然或生物的降解作用逐渐分解为无毒物质。但不同药物的分解速度不一样，部分药物可以残留于环境和植物中，虽然通过食物链直接造成人体蓄积的可能性较小，但仍有造成慢性蓄积的危险。而且，有少数杀虫剂和灭鼠剂在环境中难以降解，其慢性蓄积作用就比较明显。

　　2. 致畸致癌作用

　　某些药物除本身的毒性外，还有致畸致癌作用。

3. 人员中毒

在药物选购、保管、使用过程中，因保管或操作人员缺乏安全意识，可能造成人员中毒。

（二）对环境的危害

杀虫剂、灭鼠剂在杀死有害生物的同时，也会杀死某些有益的或无害的生物，影响生物的多样性，破坏生态平衡；另外，施入环境中的药物一部分分解成无毒物质，一部分可以残留于物体表面、大气或水体中，受污染的环境会对包括人类在内的生物造成有害影响。

二、安全原则

病媒生物防治过程中对药物的采购、保管、储存、使用，以及器械的使用与维护都应遵循安全原则，安全原则应该贯穿病媒生物防治过程的每一个环节。

（一）药物采购安全

病媒生物防治专用药品器械的采购，应由有经验的专业人员实施。采购的药械应该是国家允许或军队采购标准中规定使用的，三证齐全，即农药登记证、农药生产许可证和农药标准证及其统一标签。杜绝不合格药械产品上舰。

（二）药物储运安全

杀灭药物储存与运输的安全直接关系到防治计划的有效实施，在进行现场作业之前，药物一般是以高浓度的原药状态存在。一般来说，应遵循以下原则。

1. 专用仓库

应有专用的储存室或仓库，不能储存在有人居住的舱室，也不能储存在放有食物的房间。

2. 专人负责

应指定专人负责库房的安全保管，防止误用、误拿，药物进出应详细登记。

3. 仓库防护

仓库应有必要的防护设施，避免阳光直射，防止被雨淋，防止被海水浸泡。

4. 运输防护

在运输过程中，应有专用的运输设备、车辆，并采取必要的防范措施，以防止运输过程中的遗失、散落和失窃。

5. 药物标识

各种杀灭药物都应有完整有效的中文标签，包括毒性、剂型、浓度、使用方法、适用范围、解毒方法或解毒剂等。

（三）药物使用安全

1. 安全配制

配制药品应在通风、光线充足（但应避免阳光直射）的地方进行。各种器皿应完好无损，量筒、量杯刻度应准确。配制人员应做好个人防护。涉及有机溶剂时，应注意防火安全。

2. 安全使用

使用时应按照药物的使用说明进行正确施药。检查施药器械能否正常使用，各处接头有无渗漏。针对不同的环境和防治对象，选择相应的施药方法。严格执行操作规程。施药人员应严格做好个人防护。

3. 安全回收

作业结束时，应对全部药品、器械、器皿、包装用品等及时清理集中。

清点所带物品的品种、数量有无遗失。所有器械、用具、防护用品按要求清洗。应妥善保管不能再使用的用具、包装用品，舰艇返回时，回到岸基将其毁形后作深埋或焚烧处理。

（四）器械的保管与使用安全

1. 应严格按照使用说明书使用施药器械，使用前检查器械的性能；用电、用油器械应特别检查电线有无破损、接头处绝缘性能是否良好、电机是否正常、油箱有无渗漏、油路有无堵塞等，保证器械在使用过程中不发生安全事故。

2. 工作完毕，应及时对器械进行清洗、晾干或擦干，置于阴凉通风处保存。

3. 建立器械使用登记制度，详细记录每次使用情况。

（五）安全培训

对作业人员应重点培训喷洒技术、安全防护措施、防护器械的使用、早期中毒症状的识别及初步救护措施。在开始作业之前，使每一个作业人员明确自己的职责和必要的防护措施。

（六）个人卫生

作业人员的个人卫生也是一项重要的安全原则，在后续内容中将详细阐述。

三、个人防护

（一）个人防护器材

杀虫剂和灭鼠剂对人体有害，因此，现场操作人员的防护应予以高度重视。作业人员现场操作时必须穿戴好防护用品，如防毒面具、面罩、防护眼镜、手套、口罩、帽舌、帽子、外衣、披肩、围裙、橡胶靴等。

（二）使用防护器材的注意事项

1. 防护器材的选择

应根据不同的防护要求，正确选择性能符合要求的用品，绝不能选错或将就使用，以防发生事故。

2. 使用人员的教育和训练

对个人防护用品使用者应予以培训，使其充分了解使用的目的和意义，并认真使用。对于结构和使用方法较为复杂的用品，如防毒面具，应进行反复演练，确保能迅速正确地戴上、脱下和使用。

3. 维护和保养

妥善的维护保养不但可以延长防护器材的使用期限，更重要的是能保证器材的防护效果。

4. 防护器材的发放

防护器材应设专人负责管理，其职责为发放清洁有效的防护器材和收集用过的防护器材加以维护保养，这是保证个人防护器材能充分发挥其效用的有力措施。

（三）防护措施

1. 一般原则

作业人员要求身体健康，且经过技术培训和防毒知识培训，确保每一个作业人员都了解使用药剂的性质、毒性、使用方法及中毒的预防和急救方法。能针对所使用的药物和施药方法，选择相应的防护器材，进行个人防护。

2. 药物配制

应用定量容器准确称量，按规定浓度配制。配药场所应保持空气流通，空气中药物浓度不得超过国家规定的最高容许浓度。在室外配药时，人应站在上风向。药液应随用随配，根据用量进行配制，不得随意倾倒至外环境中。药物配制器具应专用、用后反复清洗干净。

3. 药物喷洒

作业过程中严禁进食、饮水、吸烟。操作人员应身着工作服、戴防护手套，药物喷洒或使用烟剂时还必须戴防护帽、防毒面具（面罩和口罩），穿防护鞋等。施药结束后，操作人员应用肥皂清洗手套后脱下其他个人防护用品，并洗手、洗浴、更衣；清洗保管好可重复使用的个人防护用品。任何药液接触皮肤应立即洗净，衣物如被杀虫剂沾湿应立即更换。操作者一般作业时间不能超过 5～6 h。作业人员应站在上风向工作，遵循顺风、退步、换班喷洒的原则，三级以上风力时应暂停作业。多名作业人员同时进行作业时，应按对角线方位或保持一定距离，尽量减少相互污染的机会。熏蒸剂必须按规定使用，严防中毒事故发生。

四、中毒救治

病媒生物防治药物在管理、使用过程中，由于各种原因通过消化道、呼吸道或皮肤、黏膜进入人体，有可能引起中毒甚至死亡。因此，病媒生物防治的操作人员在做好防护工作的同时，了解并掌握药物中毒的急救知识和技术也是非常必要的。

（一）救治原则

1. 现场抢救

现场抢救非常关键，平时应进行中毒自救和救人知识的培训，配备必要的抢救设备。一旦发生急性中毒事故,首要任务是迅速将患者救离现场。如现场被有毒气体或蒸气污染,或现场空气中氧浓度低于14%(尤其低于10%),患者已昏迷或不能自行脱离,应根据现场条件,采取紧急措施。进入现场救护者应佩戴防护设备,切忌在毫无防护措施下进入现场抢救,以免造成更多人中毒。

2. 尽快清除毒物

1)吸入性中毒清除

应立即使中毒者脱离中毒环境移至空气流通处,使其吸入新鲜空气或氧气,解开患者领扣、腰带,并注意保暖,令其头偏向一侧,保持呼吸道畅通。这样处理后,轻度中毒患者很快可以恢复正常,有呼吸停止者立即对其进行人工呼吸。

2)皮肤黏膜沾染毒物清除

立即用大量清水彻底冲洗,冲洗时间15~30 min,清洗时不能用热水,以免加快血液循环促进皮肤吸收而加重中毒。腐蚀性毒物冲洗时间要长一些,深入皮肤会造成持续中毒,可选用中性液体冲洗。污染的衣服应及时脱去,以免重复吸收中毒。

3)经消化道摄入中毒清除

一般情况下,应采用催吐、洗胃、导泻方法排出毒物。昏迷、抽搐以及误服汽油、煤油、腐蚀性毒物中毒者,禁用催吐方法,由医生进行洗胃。服毒6 h内洗胃效果最好,超过6 h毒物大多已被血液吸收。但摄入毒物量大,或饱餐后服毒,患者中毒逐渐加深,应怀疑胃内依旧残留毒物,尽管已经超过6 h,仍需积极洗胃。胃出血、胃肠穿孔者和强酸、强碱经口服中毒者,禁止洗胃。导泻是催吐和洗胃后的辅助措施,不能替代洗胃。通常是口服或由胃管注入硫酸钠或硫酸镁等药物导泻,促进肠道内的残存毒物尽快地排出人体。严重脱水和已经腹泻的患者禁用。

3. 阻止或延缓毒物的吸收

（1）可服稀释蛋清（5～10个鸡蛋清加适量水）、豆浆或牛奶100～200 mL，用以沉淀毒物，并起保护润滑黏膜作用，或服0.2%～0.5%活性炭混悬液吸附毒物。

（2）可根据患者情况酌情选用弱碱中和强酸，弱酸中和强碱，高锰酸钾分解生物碱或其他有机毒物。

（3）可自制由活性炭2份、氧化镁及鞣酸各1份组成的通用解毒剂，每次15～20 g，加水50～200 mg 口服。

（4）可大量饮水或静脉滴注10%葡萄糖或生理盐水，促进尿液排泄。如尿量过少，可静脉滴注20%甘露醇或25%山梨醇。亦可静脉注射呋塞米或依他尼酸，有休克、心功能不全或肾脏损伤者应慎用或禁用。大量利尿时应注意水电解质平衡，适当补充钾盐。

4. 对症治疗

很多急性中毒并无特殊解毒方法，对症治疗很重要。治疗目的在于帮助危重患者渡过险关，保护重要器官，使其恢复功能。同时注意密切观察患者的病情变化，对发生休克、脑水肿、肺水肿、心律失常、呼吸衰竭、心脏骤停者，给予急救措施，并加强护理。

5. 抢救中的注意事项

1）重视早期处理

急性中毒的早期，多数病例的严重病变尚未形成，应及时采取积极措施，力争中止病变发展，减少器官的器质性损害，以促使早日恢复。此外，对防止并发症、后遗症等也可起到积极作用。反之，如早期处理不当，可促使病情恶化。

2）严密观察病情变化

整个病程中详细记录并及时处理，保证患者能充分休息。采取各项措施，预防病情恶化，维持机体内环境相对稳定，合理安排必要的检查，保证患者得到充分休息。

（二）常见杀虫剂和灭鼠剂中毒急救处理

每一种药物中毒的症状、临床表现、治疗措施都不尽相同，在此不能一一列举。以下介绍几种常见的杀虫剂和灭鼠剂急性中毒处理。

1. 有机磷中毒与急救

有机磷杀虫剂可经消化道、呼吸道及完整的皮肤黏膜进入人体。各种途径致中毒后的表现基本相似，但首发症状可能有所不同。如经皮肤吸收时常先出现多汗、流涎、烦躁不安等，经口中毒时常先出现恶心、呕吐、腹痛等症状，呼吸道吸入中毒时会较快发生视物模糊及呼吸困难等症状。

1）解救措施

过量接触者应立即脱离现场，移至空气新鲜处，皮肤污染时立即用大量清水或肥皂水冲洗，眼污染时用清水冲洗。经消化道摄入者洗胃后留置胃管，以便农药反流时可再次清洗。

2）解救药剂

特效解剂的应用：① 阿托品，能清除或减轻毒蕈碱样和中枢神经系统症状，改善呼吸中枢抑制。轻度中毒可单独应用阿托品，中度及重度中毒时合并应用阿托品及胆碱酯酶复能剂。合并用药有协同作用，剂量应适当减少。应注意防止阿托品中毒和阿托品依赖的发生。② 胆碱酯酶复能剂，常用肟类复能剂为解磷定和氯解磷定。复能剂对不同品种中毒的疗效不尽相同，对复能剂疗效不理想的有机磷中毒，治疗还是以阿托品为主。复能剂应及早应用，中毒后48 h磷酰化胆碱酯酶即"老化"，不易重新活化。另外，用药过多过快可引起呼吸抑制，应立即停药，施行人工呼吸或气管插管加压给氧。一般短时间内即可恢复自主呼吸。

2. 氨基甲酸酯类中毒及急救

氨基甲酸酯可经呼吸道、消化道和皮肤吸收。其中毒机理和中毒症状与有机磷中毒相似，尤以毒蕈碱样症状为主，血液胆碱酯酶活性轻度下降，因此一般病情较轻，病程较短，恢复较快。有些氨基甲酸酯杀虫剂如残杀威，可引起接触性皮炎。

阿托品为治疗氨基甲酸酯杀虫剂中毒的首选药物。胆碱酯酶复能剂疗效不佳，特别是西维因等中毒时，不可使用肟类复能剂，因肟类化合物能增强其毒性，延长其抑制胆碱酯酶的作用。接触性皮炎可用炉甘石洗剂处理。

3. 拟除虫菊酯类中毒及急救

拟除虫菊酯类杀虫剂主要经呼吸道、消化道吸收，也可经皮肤吸收进入人体。主要症状有头昏、头痛、恶心、呕吐、肌束震颤，中毒严重时可发生阵发性抽搐、意识障碍。治疗主要为对症治疗和支持治疗。

4. 灭鼠剂中毒及急救

1）杀鼠灵

中毒症状为腹痛、背痛、恶心、呕吐、鼻衄、齿龈出血、皮下出血、关节周围出血、尿血、便血等全身广泛性出血，持续出血可引起贫血，导致休克。

解救措施： ① 催吐、洗胃与导泻。常用清水或2%碳酸氢钠溶液洗胃。② 本品特效解毒剂为维生素 K_1。轻度中毒者，肌注 $10 \sim 20$ mg，每日 $3 \sim 4$ 次；重度中毒，用维生素 K_1 $10 \sim 20$ mg 加入50% 葡萄糖液 40 mL 中，缓慢滴注，可于 $3 \sim 8$ h 内重复 1 次。也可用维生素 K_1 $40 \sim 60$ mg 加入5% 葡萄糖液 500 mL 中滴注。应用维生素 K_1 后 $1 \sim 3$ d 常可止血。以后每日肌注 $30 \sim 40$ mg，连用 7 d，观察 15 d，以免复发。③ 失血较多者可输入新鲜血液，或滴注凝血酶原复合物以迅速止血。④ 早期应注射肾上腺皮质激素、大剂量维生素 B 和维生素 C。

2）杀鼠迷

中毒者有不同程度发热、头痛、恶心、呕吐、腹痛、腹胀、食欲不振，主要引起出血倾向。临床最常见的出血部位为皮肤黏膜、胃肠道及泌尿道；最常见的表现为皮肤黏膜出血点或紫癜斑、无症状血尿、鼻衄、牙龈出血，也可见到阴道出血、失血性休克或严重心肌出血而危及生命。

解救措施： 维生素 K_1 为有效解药，若出现中毒现象，首先催吐、洗胃、静脉注射维生素 K_1，必要时每 2 或 3 h 做重复注射，但总注射量应不超过 4 针剂（40 mL）。严重中毒者应尽早输鲜血或凝血酶原复合物。

3）敌鼠钠盐

当误食较小剂量（如 10～60 mg）时，表现为急性中毒症状，中毒者立即感到不适，心慌、头昏、恶心、低烧（38℃以下）、食欲不振、全身皮疹等症状，几天后不治自愈；严重中毒者（如误食 0.8 g）则头昏、腹痛、不省人事，口鼻有血性分泌物、血尿、全身暗红色丘疹等症状。误食量在 1 g 以上时，表现为亚急性症状，一般 3～4 d 后才发病，表现为内脏及皮下广泛出血，头昏、面色苍白、腹痛、唇紫绀、呕血、咯血、皮下大面积出血以及休克等症状。病症的轻重与误食剂量成正比，若出血发生于中枢神经系统、心包、心肌或咽喉等处，均可危及生命。

解救措施： 急性患者误食较大剂量时，急救措施是应立即洗胃，加强排泄，一般可用抗过敏药物；重症患者可用皮质素经口或静脉注射，必要时输血；亚急性患者出血严重时，应卧床休息。急性或慢性失血过多者，应立即输血，并每天静脉滴注维生素 K_1、维生素 C 与氢化可的松。一般少量出血者，可肌注维生素 K_1 或口服维生素 C 与肾上腺皮质素。

4）敌鼠隆

轻度中毒表现为胸闷、咳嗽、鼻咽发干、呕吐、腹痛。重度中毒表现为惊厥、抽搐、肌肉抽动，口腔黏膜糜烂，呕吐物有大蒜味。严重者表现为肺水肿、脑水肿、心律失常、昏迷、休克。

解救措施： ① 一般处理：立即清水洗胃，催吐，清水洗胃后注入 50～100 g 活性炭吸附毒物或（和）20%～30% 的硫酸镁导泻。② 特效对抗剂：轻度中毒肌注 10～20 mg 维生素 K_1，每 3～4 h 1 次；重度中毒静注维生素 K_1 10～20 mg 后，改静滴维持。重者静滴维生素 K_1 60～80 mg，总量 120 mg/d。③ 输入新鲜全血。④ 对症治疗。

5）溴敌隆

溴敌隆轻微中毒症状为眼或鼻分泌物带血、皮下出血或大小便带血，严重中毒症状包括多处出血、腹背剧痛和神智昏迷等。如发生误服中毒，不要给中毒者服用任何东西，不要使中毒者呕吐，应立即求医治疗。溴敌隆半衰期为 60 h，中毒潜伏期长，中毒症状至少要 12～24 h 后出现，需 3～5 d 到达高峰期。经口中毒者除可出现腹痛、恶心、呕吐、纳差、精神不振、发热等症状之外，主要表现为广泛性多脏器出血现象，如皮下出血、鼻衄、牙龈出血、呕血、血便、血尿、颅内出血等，严重者可发生腹背剧痛、休克、昏迷，甚至死亡。实验室检查可见凝血酶原时间延长，凝血因子减少或活动度低下，血小板正常，血红蛋白降低。

解救措施： ① 过量接触者应立即离开现场，移至空气新鲜处。皮肤或眼污染时立即用清水冲洗。经口量少者催吐后再服下活性炭 50 g 加水 300 mL。经口量大者须洗胃，有胃肠道出血者应谨慎。经口量较大或已有出血症状者肌注维生素 K_1 5～10 mg。② 出血严重者输鲜血或新鲜血浆为止血的最有效方法，但作用不持久，需与维生素 K_1 合用，必要时给凝血因子。③ 同时进行吸氧和维生素 C 注射等治疗。

6）氟鼠酮

该药为抗凝血剂，起作用方式是抑制维生素 K 的合成。一般没有中毒症状，除非吞食了大量的毒饵。出血的症状可能要推迟几天后才发作。较轻的症状为尿中带血、鼻出血或眼分泌物带血、皮下出血、大便带血。如出现多处出血，则有生命危险。严重的中毒症状为腹部和背部疼痛，神志不清、脑出血，最后由于内出血造成死亡。

解救措施： 如药剂接触皮肤或眼睛，应用清水彻底冲洗干净。如是误服中毒，不要引吐，应立即将患者送医院抢救。抢救前应确定前凝血酶的倍数或做凝血酶试验，再根据这两个化验结果进行治疗。静脉缓慢滴注维生素 K_1，给药每分钟不超过 1 mg，按此方法最初的给药量不超过 10 mg。

动物实验结果表明有时需要大量给药（维生素 K_1）。因此，根据前凝血酶的倍数或凝血酶化验的标准可以明确以后的给药量。肌内注射 75 mg 苯巴比妥可以增强维生素 K_1 的效果。也可以考虑静脉注射药量相当于 500 IU 凝血酶（凝血因子 II）的前凝血酶复合剂（4 个凝血因子）。通过补充不足的 4 个凝血因子，可以减少维生素 K_1 的需求。维生素 K_1 一般是通过肌内注射或静脉滴注，在某些情况下也可以经口服用。

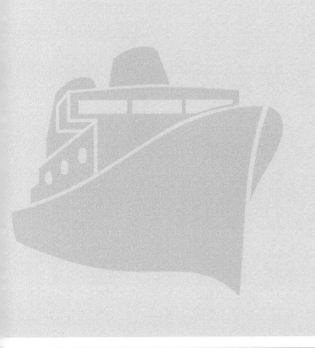

下篇

任务保障篇

　　舰艇远赴重洋履行使命，须克服任务海域不同国家与地区的气候条件、卫生条件、环境条件等复杂因素对病媒生物防治的影响，此外还须应对舰艇在长时间海上航行的条件下如何开展卫生防疫消杀等非常专业的问题。特别是，舰艇海上任务保障不同阶段应重点关注哪些问题，如何科学高效又安全无误实施保障，都是需要舰艇卫生人员和后勤管理部门了解和掌握的。本篇将就舰艇航前准备、航渡、海外港口靠泊、返航等几个不同任务阶段如何开展病媒生物防治进行详细阐述。

第七章
亚丁湾周边国家医疗卫生现状

一、也门

也门位于阿拉伯半岛西南端，与沙特、阿曼相邻，濒邻红海、亚丁湾和阿拉伯海。也门境内山地和高原地区气候较温和，沙漠地区炎热干燥，年平均最高气温为39℃，最低气温为-8℃。人口总数为3 298万，绝大多数是阿拉伯人，官方语言为阿拉伯语。也门经济落后，是世界上最不发达的国家之一。经济发展主要依赖石油出口收入。

也门实行免费医疗制度。尽管近年来也门的医疗保健系统有所改善，但仍不能满足国民的需求。也门公共卫生与人口部是负责监督卫生部门的政府机构。整个公共卫生保健系统基于三层系统，总体侧重于初级卫生保健。初级卫生保健中心通常至少拥有一名医师，还有其他医疗技术人员和工作人员。中级卫生保健一般是地区和省级设施。三级医院由该国最大、最先进的医院组成，位于市区，并用作教学医院。也门的公共卫生系统在结构和组织上均面临许多问题。护理质量差、药品短缺、缺乏转诊系统、资金不足都造成了也门公共卫生系统的窘况。1990年以来，因为公共卫生体系不如人意，私营医疗部门迅速增长。目前，私营医疗部门提供该国约70%的卫生保健服务。尽管私营机构的护理质量比公共机构的护理质量要好，但其护理水平仍低于北美和西欧。大多数富有的也门人和外籍人士选择到私营医疗部门治疗或出国治疗。

也门夏季高温多雨，频发洪水和泥石流等自然灾害，这造成了登革热、霍乱、疟疾、基孔肯雅热等传染病在也门尤其是南部亚丁等地流行。美国中央情报局世界概况网站报道，2020年也门主要传染病危险程度评估为"高"，其中食源性传染病有细菌性腹泻、甲型肝炎、伤寒等，媒介传染病有登革热和疟疾，介水传染病有血吸虫病。也门全境存在传染风险的疾病有基孔肯雅病、登革热、丙型肝炎、利什曼病和血吸虫病，其中，皮肤利什曼病通常发生在阿西尔山区的半农业村庄；内脏利什曼病零星发生在农村地区，通常在海拔400至1500米的丘陵地区或阿西尔山区；血吸虫病主要是埃及血吸虫和曼氏血吸虫感染，全境均有风险，但主要在塔伊兹和哈杰地区。另外，疟疾风险遍及除萨纳市外的海拔2000米以下地区，且存在耐药恶性疟原虫。

二、阿曼

阿曼位于阿拉伯半岛东南部，与阿联酋、沙特、也门等国接壤，濒临阿曼湾和阿拉伯海。除东北部山地外，均属热带沙漠气候。全年分两季，5—10月为热季，气温高达40 ℃以上；11月至翌年4月为凉季，平均温度约为24 ℃。人口总数约为508万人（据2023年7月统计），其中阿曼人占57%。官方语言为阿拉伯语，通用语言为英语。石油、天然气产业是阿曼的支柱产业。

1970年以来，阿曼逐步建立了以政府医疗机构为主、较完善的医疗服务体系。如今，阿曼政府通过三级体制向社会提供医疗服务，卫生部依托卫生中心或各州的医院提供初级医疗服务，各省级医院提供次级医院服务。阿曼向所有阿曼公民以及来自海湾合作委员会（GCC）国家的移民提供免费医疗服务，包括初级医疗、专科医疗和几乎所有需要的医疗服务。在阿曼求医一般到诊所、医院凭护照或当地身份证挂号，医生根据病情予以治疗或安排转往国立大型医院。

阿曼流行性疾病较少，但肝炎问题较为严重。利什曼病在阿曼全国范围内有发病风险，内脏利什曼病在东部和达希莱地区的农村偏僻山麓和山区曾有报告。阿曼已实施了血吸虫病控制和消除计划，仅佐法尔省、萨拉拉省、塔卡省、萨达省有曼氏血吸虫病风险。此外，阿曼2013年以来总共报告了数十例中东呼吸综合征冠状病毒感染确诊病例。

三、吉布提

吉布提地处非洲东北部亚丁湾西岸，东南同索马里接壤，北与厄立特里亚为邻，西部、西南及南部与埃塞俄比亚毗连。沿海为平原和高原，主要属热带沙漠气候，终年炎热少雨。内地以高原和山地为主，属热带草原气候。全年分凉、热两季。4月至10月为热季，平均气温为37 ℃，最高气温达45 ℃以上；11月至次年3月为凉季，平均气温为27 ℃。吉布提人口约110万人，主要有伊萨族和阿法尔族。官方语言为法语和阿拉伯语，主要民族语言为阿法尔语和索马里语。吉布提是世界最不发达国家之一，自然资源贫乏，工农业基础薄弱，交通运输、商业和服务业（主要是港口服务业）在吉布提经济中占主导地位，约占国内生产总值的80%。

吉布提医疗保险主要分两大类：国家公务员医疗保险和一般公民医疗保险。国家公务人员的医疗保险金由国家司库直接从其工资中提留，不需个人交纳；一般公民则到社会保障机关（Organisme de la Protection Sociale）交纳，一般公民因其工资数额不等，缴纳其工资的 2% ~ 4% 作为保险金。因国家经济困难、外国援助减少以及大量难民涌入，吉布提实行的免费医疗制度难以为继。针对以上种种困难，自 1996 年以来，政府着手开展医疗改革。吉布提医学院于 2007 年 11 月正式成立，它是吉布提的第一所国家医科大学，具有授予医学博士学位的资格。吉布提卫生系统有三级机构，依次是佩尔蒂总医院、各县医疗卫生中心以及基层门诊所和卫生站等。除上述公营机构外，法国驻吉布提军队下属的军医院、私人诊所和私人小门诊部等在吉布提卫生事业中也发挥着重要作用。

美国中央情报局世界概况网站报道，2020 年吉布提主要传染病危险程度评估为"高"，其中食源性传染病有细菌性和原虫性腹泻、甲型肝炎、伤寒，媒介传染病有登革热。吉布提全境存在传染风险的疾病有非洲蜱咬热、基孔肯雅病、登革热、丙肝、戊型肝炎、内脏利什曼病（散发）、耐药疟疾、西尼罗河病毒感染。

四、沙特阿拉伯

沙特阿拉伯（简称沙特）位于阿拉伯半岛，东濒波斯湾，西临红海，与约旦、伊拉克、科威特、阿联酋、阿曼、也门等国接壤，并经法赫德国王大桥与巴林相接。地势西高东低。除西南高原和北方地区属亚热带地中海型气候外，其他地区均属热带沙漠气候。夏季炎热干燥，最高气温可达 50 ℃以上；冬季气候温和。年平均降雨不超过 200 毫米。沙特阿拉伯人口约为 3 218 万人（在 2023 年统计），官方语言为阿拉伯语。石油工业是沙特阿拉伯经济的主要支柱。

沙特阿拉伯已被列为能提供高质量医疗保健的国家之一。沙特公民全部是免费医疗，有医保卡的外籍人也可享受同等待遇，只有少数经非官方通道到沙特的外籍人住院才收取费用，他们只能到私立医院就医，医疗费用昂贵。沙特大中型城市均分布有 24 小时药店网点，可凭医疗保险卡和医生处方购买处方类药品，也可以个人自费购买非处方药品。药品多为欧美原品进口，价格偏高。沙特政府规定，企业雇用外籍员工须为雇员交纳医疗保险。沙特阿拉伯的医院有公立和私立之分。全国各大城市均设有公立医院，其种类很多，如妇产医院、儿童医院、传染病医院、老年康复医院、精神病医院等。心理保健专业人员也被纳入初级保健体系。

　　沙特阿拉伯正在经历流行病学和人口结构的转变，表现为慢性和非传染性疾病的负担日益加重以及人口老龄化，同时城市化正在加剧，以不健康的饮食习惯、烟草消费和有限的体力活动为代表的不健康的生活方式正在增加，使得公众对高质量护理服务的期望也在增加。这些变化导致保健服务费用迅速上升。人口增长和生育率高，导致公众对包括保健在内的社会服务的需求不断增加。因此，卫生发展在社会政治议程中占有重要地位。沙特有许多卓越的保健服务和研究中心，部分机构正在支助该区域的其他国家。沙特阿拉伯的初级保健和服务提供的新战略是以患者为中心，注重促进和保护健康，并强调健康的社会决定因素。卫生部通过一个由保健中心、医院和初级保健设施组成的网络提供初级保健服务。卫生基础设施改善了偏远地区人群的医疗水平。国家卫生保健机构认证机构负责监督所有医院的强制性认证以及服务质量和安全的改进。卫生方面的人力资源需求也很大，合格的卫生人员和其他人员低于初级和治疗服务所需的标准，包括缺乏对现有人员的长期培训方案。地方卫生保健专业人员（如医生、护士和药剂师）短缺，人员流动率高，导致偏远地区的卫生人力资源不稳定。此外，私营医疗部门在提供保健服务方面发挥着越来越重要的作用，并且参与度也日益提高。

沙特阿拉伯全境存在传染风险的疾病有基孔肯雅病、登革热、戊型肝炎、利什曼病。其中，皮肤利什曼病在沙特阿拉伯东部和中部的绿洲以及西部山区传播，在阿尔胡富夫绿洲附近高度流行；内脏利什曼病仅限于西南阿西尔地区。另外，阿西尔和吉赞地区存在疟疾风险；除东部省、卡西姆省、北部边疆省外，其他地区均存在埃及血吸虫和曼氏血吸虫病风险。沙特阿拉伯存在中东呼吸综合征风险，该病的人类感染来源主要是中东地区的单峰骆驼，目前尚无特异性抗病毒药物和治疗方法。

五、索马里联邦共和国

索马里位于非洲大陆最东部的索马里半岛，北临亚丁湾，东濒印度洋，西与肯尼亚、埃塞俄比亚接壤，西北与吉布提交界，赤道横穿南部。面积为 637 657 平方公里，是非洲大陆海岸线最长的国家。地势北高南低，东部沿海为平原，主要河流是谢贝利河和朱巴河。大部分地区属热带沙漠气候，西南部属于热带草原气候。主要自然灾害为旱灾、沙尘暴和洪灾。2019 年，索马里人口估计数为 1 544 万人，绝大多数为索马里族，官方语言为索马里语与阿拉伯语，知识阶层通用英语。索马里是世界最不发达国家之一。经济以畜牧业和农业为主，工业基础薄弱。

索马里医疗保健水平是非洲国家中最低的。多年的战争和国力衰退导致索马里的国民健康状况非常差。人口中大部分处于赤贫状态，完全依赖汇款和国际援助，获得医疗服务的机会有限。索马里的卫生系统薄弱，传染病和非传染病的疾病负担都很高，政府无法满足巨大的卫生需求，给卫生部门提供的资金非常匮乏，卫生支出依赖于捐助者和国际组织的支持。大多数私人卫生设施集中在城市。2012 年，索马里宣布了联邦制度，给予各州更高的自治权，将扩建卫生系统的权力下放。尽管医疗保健现在主要集中在私营部门，但该国的公共医疗保健系统正在重建过程中，并由卫生部监督。他们表示将增加疫苗接种覆盖率和维持高水平的基本医疗、生活用水和卫生设施服务，以及保障粮食安全，并特别关注改善喂养方式和儿童食品的质量。

据美国中央情报局世界概况网站，2020年索马里主要传染病危险程度评估为"极高"，其中食源性传染病有细菌性和原虫性腹泻、甲型和戊型肝炎、伤寒，媒介传染病有登革热、疟疾和裂谷热，介水传染病有血吸虫病，动物接触性传染病有狂犬病。索马里全境存在传染风险的疾病有基孔肯雅病、登革热、丙型肝炎、戊型肝炎、疟疾。此外，内脏利什曼病在南部焦哈尔地区谢贝利河沿岸存在风险，血吸虫病在希兰、盖多、朱巴和谢贝利河和朱巴河谷地区呈地方性流行。2017年以来，霍乱在索马里反复暴发。

六、巴基斯坦伊斯兰共和国

巴基斯坦位于南亚次大陆西北部。东接印度，东北与中国毗邻，西北与阿富汗交界，西邻伊朗，南濒阿拉伯海。除南部属热带气候外，其余属亚热带气候。南部湿热，受季风影响，雨季较长；北部地区干燥寒冷，有的地方终年积雪，年平均气温为27℃。巴基斯坦是多民族国家，其中旁遮普族占63%，信德族占18%，普什图族占11%，俾路支族占4%。乌尔都语为国语，官方语言为乌尔都语和英语。巴基斯坦经济以农业为主，农业产值占国内生产总值的22%，工业基础薄弱。

巴基斯坦的医疗状况较差，没有完整的医疗体系和医保制度。医院分政府医院和私立医院两种，政府医院收费很低，主要面向普通市民，但环境较差，设备简陋，医疗水平低下；私立医院设备先进，医疗水平较高，但收费相对于当地人的平均收入来说比较昂贵。政府医院享受政府给予的各项优惠政策和完全的财政支持，不以营利为目的。不仅巴基斯坦公民在政府医院看病不需要付钱，就连外国驻地记者都免收一切费用，这其中还包括部分药费。大部分巴基斯坦人生病时都会选择到政府医院就医，不但不用交纳各种费用，还可以开回一些最基本的药物。高收入阶层一般都有家庭医生，小病一般都请家庭医生出诊。病情比较严重时，高收入者一般都会选择到硬件和软件条件相对较好的私立医院就医。巴基斯坦通过私立医院对就医人群进行适当分流，使得政府医院可以承担其全民免费医疗的责任。但在农村、边远山区的医疗卫生条件相对较差。

美国中央情报局世界概况网站报道，2020 年巴基斯坦主要传染病危险程度评估为"高"，其中食源性传染病有细菌性腹泻、甲型和戊型肝炎、伤寒，媒介传染病有登革热和疟疾，动物接触性传染病有狂犬病。巴基斯坦全境存在传染风险的疾病有基孔肯雅病、丙型肝炎、戊型肝炎、利什曼病、疟疾。此外，在巴基斯坦海拔 2 300 m 以下的区域存在登革热传播的风险。在海拔 1 500 米以下，整个国家除大城市以外的地区都流行疟疾，在信德、俾路支斯坦和旁遮普，疟疾高度流行。脊髓灰质炎和例克里米亚-刚果出血热死亡病例偶有发生。

七、斯里兰卡

斯里兰卡是南亚次大陆以南印度洋上的岛国，西北隔保克海峡与印度相望。接近赤道，终年如夏，年平均气温为 28℃，受印度洋季风影响，西南部沿海地区湿度大，2019 年平均降水量为 2 054 毫米。斯里兰卡风景秀丽，素有"印度洋上的明珠"之称。2022年人口总数为2 218万人，其中僧伽罗族占75%，泰米尔族占16%，摩尔族占9%。僧伽罗语、泰米尔语同为官方语言和全国语言，上层社会通用英语。斯里兰卡以种植园经济为主，主要作物有茶叶、橡胶、椰子和稻米。工业基础薄弱，以农产品和服装加工业为主。

尽管斯里兰卡经历了长达25年的内战，但政府还是设法建立了一套有效的医疗保健系统。斯里兰卡卫生部下设卫生局和兰医局（负责管理斯里兰卡传统医学）。医疗卫生机构包括公立机构和私立机构，两者数量相当。前者由政府及其地方代表负责，其资金主要来源于一般税收。后者主要通过自付、私人保险和企业直接支付等方式筹措资金。斯里兰卡政府长期以来实行全民免费医疗福利，外籍人士同样享受免费医疗。免费范围限于在政府医院就医，包括患者的门诊、住院、医药、膳食、手术、输血等费用，政府医院的条件虽一般，但常常人满为患。政府资助的保健服务通过遍布全国的保健中心、医院和药房网络提供，从初级到中级，覆盖了大多数社区。斯里兰卡的私营医院和诊所很多，但费用相对昂贵。斯里兰卡的传统医生称为兰医，其治疗手段与中医相似，在治疗蛇咬伤、骨折及风湿病、皮肤病等方面有独到之处。兰医治病费用低廉，颇受广大农村民众的欢迎。虽然斯里兰卡经济相对落后，但卫生事业比较发达。在斯里兰卡全国所有地区和城市都设有政府医院或者门诊室，在每个城市还有众多私人诊所和医院。

美国中央情报局世界概况网站报道，2020年斯里兰卡主要传染病危险程度评估为"中"，其中媒介传染病有登革热，介水传染病有钩端螺旋体病，动物接触性传染病有狂犬病。斯里兰卡全境存在传染风险的疾病有基孔肯雅病和登革热。此外，皮肤利什曼病比内脏利什曼病更常见，主要发生在阿努拉德普勒、波隆纳鲁瓦、汉班托塔和马塔拉地区。钩端螺旋体病在斯里兰卡已经存在了几十年，造成了严重的公共卫生问题，且死亡率很高。

八、马来西亚

马来西亚位于东南亚，国土被南中国海分隔成东、西两部分。西马位于马来半岛南部，北与泰国接壤，南与新加坡隔柔佛海峡相望，东临南中国海，西濒马六甲海峡。东马位于加里曼丹岛北部，与印度尼西亚、菲律宾、文莱相邻。马来西亚属热带雨林气候。内地山区年均气温为 22～28 ℃，沿海平原为 25～30 ℃。人口为 3 300 万人（在 2023 统计），其中马来裔占 70%，华裔占 22.7%，印度裔占 6.6%，其他种族占 0.7%。马来语为国语，通用英语，汉语使用较广泛。

马来西亚实行的是半公费医疗制度，患者如果是小病并在政府医院或诊所就诊，只需承担基本的挂号费；如果是大病或需住院治疗，医院会视患者是否为马来西亚的公务员以及患者家庭经济状况而收取一定的费用。无论患者是否为公务员，只要在马来西亚的私人诊所看病，都需要自行负担医疗费用，但由于私人诊所的医疗质量和服务水平都普遍高于政府医院，因此到私人诊所看病的人员也较多。由于马来西亚实行半公费医疗的制度，因此大部分马来西亚人会因为生病而承担高额的医疗费用，特别是非公务人员的重症患者。针对这一情况，马来西亚政府的措施是仿照美国实行医疗保险计划。马来西亚医疗体系分为两大系统，即公立医院体系和私立医院体系。公立医院涵盖政府医院、军方医院及学校医院。

美国中央情报局世界概况网站在 2020 年报道，马来西亚主要传染病危险程度评估为"中"，其中食源性传染病有细菌性腹泻，媒介传染病有登革热，介水传染病有钩端螺旋体病。马来西亚全境存在传染风险的疾病有基孔肯雅病、登革热、丙型肝炎、戊型肝炎、淋巴丝虫病。此外，疟疾风险存在于吉打、霹雳、吉兰丹、雪兰莪和森美兰等州的山区，以及沙巴州的农村地

区。马来西亚曾有寨卡病毒传播史。马来西亚是全球传播登革热的主要地区
之一。

九、新加坡

新加坡是热带城市国家，位于马来半岛南端、马六甲海峡出入口，北隔
柔佛海峡与马来西亚相邻，南隔新加坡海峡与印度尼西亚相望。由新加坡岛
及附近63个小岛组成，其中新加坡岛占全国面积的88.5%。地势低平，平
均海拔为15米，最高海拔为163米。新加坡属热带海洋性气候，常年高温
潮湿多雨。年平均气温为24℃～32℃，日平均气温为26.8℃，年平均降水
量为2 345毫米，年平均湿度为84.3%。总人口为564万人（在2022年统
计），公民和永久居民为407万人。华人占74%左右，其余为马来人、印度
人和其他种族。马来语为国语，英语、华语、马来语、泰米尔语为官方语
言，英语为行政用语。

新加坡的医疗卫生服务由公立与私立医疗机构共同提供，公立医院的
所有权是政府，但按集团化模式进行运作和管理，实现了所有权与经营权的
完全分离。公立医院接受政府的补贴，因此价格较低，是非营利性机构，受
到政府部门的监管。而私立医院是由私人或社会资本投入创办，为营利性机
构。新加坡政府提供良好的保健服务，但同时要求人们共同承担费用，以
确保它不致被滥用而又能控制成本，在这一指导原则下，新加坡政府建立
了保健储蓄计划（medisave）、健保双全计划（medishield）和保健基金计划
（medifund）基本医疗保障制度，也称为"3M"。整个医疗保障制度强调以个
人责任为基础，并且对所有国民实行统一的医疗保健。新加坡设有两级医疗
网，底层是社区医院和一般诊所，上层为综合性和专科性的大医院。社区医

院和一般诊所负责基础性保健服务，也承担部分公共卫生的职责；综合性和专科性的大医院负责综合性或专科性的医疗服务。对于大多数患者来说，就医流程是先进入社区诊所就诊，在这里完成一般性的治疗，如果专科疾病或社区诊所无法进行治疗，则再转入大医院。急症患者可由急救部门直接转入大医院。新加坡医疗设施比较完备，主要公立医院包括新加坡中央医院、新加坡国立大学医院、樟宜综合医院、竹脚妇幼医院等。以上医院均设有中医门诊，另有中医诊所分布在居民区。此外还有同济医院、善济医社等慈善医院，秉持"不分种族、宗教、国籍"的宗旨，为经济困难的民众提供免费医疗服务。

由于新加坡已成功地控制了大多数的传染性疾病，近些年大部分的传染性病例均是由国外输入的，主要原因是新加坡与地方性传染病地区的交往增多和招募外来工人的人数增加。例如近年来反复暴发的登革热疫情。

第八章
航前准备

一、卫生流行病学侦察

卫生流行病学侦察是制订卫生防病计划，指导舰艇做好卫生防病工作的重要依据。对沿途的锚地、港口、工作场地和人群聚居地等进行卫生流行病学侦察，对指导部队积极开展疾病预防控制、应急处置突发公共卫生事件等工作具有重要意义，各级应将其列入航前重要工作内容，并予以充分关注。

（一）传染病流行态势

调查目标地域及可能途经的补给国家和港口的传染病流行状况，以及近五年发生的主要病媒传染性疾病及其危险性。流行病学侦察的手段和方法可以根据实际情况选择，目前最主要的方式是根据世界卫生组织（https://www.who.int/）和各国流行病学基础数据资料（各国卫生部、疾病预防控制中心等）进行调研，按照病种及其分级情况，确定传染病威胁程度，以完善卫生防疫预案和准备工作。此外，还可以通过海关总署卫生检疫司（http://wss.customs.gov.cn/）、中国疾病预防控制中心（http://www.chinacdc.cn/）、外交部（https://www.fmprc.gov.cn/web/）及驻外使领馆进行专项了解。

（二）影响传染病流行的自然因素

了解当地的自然地理情况，气温、湿度、降水等气候因素；病媒生物和宿主动物的种类、密度、分布、季节消长动态及孳生场所等；自然疫源地的种类、类型、分布、地理景观特征等。

（三）影响传染病流行的社会因素

对当地的基本人口资料、居民生活和卫生习惯、经济和文化水平，医疗卫生机构的人员、设备、药品器材生产和供应情况等有一定的掌握。

（四）有害动植物

调查可能会直接威胁部队人员健康与安全的有毒动物和植物的种类、分布情况、特性等，收集充分的信息。

二、物资装载

（一）物资准备

防疫选用的药剂必须具有农业农村部的农药登记证、农药生产许可证或农药生产批准文件以及达到相应农药产品的质量标准。杀虫药剂优选WHO 推荐且在我国登记的、对高等动物毒性低、对环境风险小的卫生用杀虫药剂，在此基础上优选水基剂型；化学杀鼠剂优先选用第二代抗凝血类杀鼠剂。所用器械须是国家允许使用的、持有登记证的产品，杜绝不合格的药械产品上舰。

任务舰艇依照各自卫生条件，采购需要配备的物资包括杀虫灭鼠药械、药剂配制器具、病媒生物监测器材、安全作业防护用具、单兵防护用驱避剂等，须按照3个月续航时间的品量配置，具体数量可参照表8-1。

表8-1 防疫防护品品量配置参考表

类　　别	名　　称	数　　量
杀虫剂	烟剂	200～400 片（5～8 m²/ 片）
	胶饵	3～6 kg
	杀虫气雾剂（空间喷洒）	1.5～2 L
	弥雾剂（表面喷洒）	4～8 L
	气雾剂（罐）	若干
灭鼠剂	蜡块毒饵	10 kg
灭（防）鼠器材	粘鼠板	200～400 张
	捕鼠笼	20 只
	挡鼠板	不小于10块
药剂配制器具	配药桶、量筒、量杯、搅拌棒、漏斗	各1只（不锈钢或塑料材质）
喷雾器	电动超低容量喷雾器、电动（手动）常量喷雾器	各3台
病媒生物监测器材	手电筒	2 只
	粘蟑纸	80～160 张
	粘蝇纸（绳）	100～200 张（根）
	滑石粉	1 kg
安全作业防护用具	橡胶手套	10 副
	防护镜	4 副
	耳塞	20 副

（续表）

类　别	名　称	数　量
安全作业防护用具	防尘口罩	40 只
	防毒面具	2 副
	防护服	20 套
单兵防护用品	昆虫驱避剂	2 支 / 单兵
工作测量记录用具	笔记本、卷尺、计算器、记号笔	各 2 个
其他	电蚊拍、苍蝇拍、电热蚊香液	若干

（二）物资装载

采取预防措施是防止鼠类、蟑螂及仓储害虫的第一道防线，首先要完善补给物资上舰监督检查制度，特别要关注易受虫鼠侵害的物资品种，如主副食品箱包，须拆封包装检查，以防将虫鼠携带上舰；货物上舰前，两舰相靠时舷间距应大于 1 m，货物装船后，在其周围布撒滑石粉检查鼠迹，及时发现、及时除鼠。

（三）储存保管

上舰物资应注意分类、避光、隔潮存放。存放药物应有完整有效的标签，包括商品名称、药物名称、毒性、剂型、浓度、生产厂家、生产日期、有效期、解毒剂等内容；杀虫灭鼠药禁止储存于有人居住或放置食物的舱室；应当指定专人负责药物的安全保管，药物进出应有详细登记；各种杀灭药物应堆放整齐、有序分类、离墙隔地存放；经常检查外包装，防止药物外漏污染环境；杀虫灭鼠药运输过程中应轻拿轻放，防止包装损坏、药物流失污染；过期、剩余的鼠药应集中保管与处理。

三、健康教育

开展健康教育的目的是使广大海军官兵正确理解军队卫生工作方针、政策；普及卫生防病知识，启发官兵自觉遵守卫生制度，积极参加各项卫生活动，树立"大卫生"观念，增强官兵的健康意识和自我保健能力，提高卫生防病的自觉性。任务舰艇应根据任务路径及途经国家病媒传染性疾病流行特点，由卫生人员参照上篇内容对全舰人员普及病媒生物危害及有效控制知识，以更好地落实卫生条令、配合卫生部门做好卫生处理工作，提高个人防护能力。

四、卫生清洁

航前应集中时间开展全舰范围内的卫生清洁，消除病媒生物孳生的环境，对污染严重、按照常规卫生处理不易达标的舰艇，申请交由专业机构选用熏舱的方法进行处理。

（一）保持舱室整洁

除了按《舰艇条令》的规定，认真贯彻每天 3 次小清扫、每周 1 次大清扫的制度外，任务舰艇还须重点做好以下卫生工作：对蟑螂常停息的物体表面、缝隙、角落等处，用清洁剂洗刷、清理，必要时可用去污粉擦拭，除去对蟑螂具有引诱作用的化学物质；对可供病媒生物躲藏的缝隙、孔洞，用油灰、硅胶或油漆等材料堵嵌填平；整理清运杂物，使病媒生物无处栖息；管道、电线、通风管道通过舱壁时，其周围应严密封堵，不留缝隙；门和墙基采用硬质、光滑材料，天花板与舱壁交接处装贴"L"形金属材料；食品贮藏室的粮食应架高 30～50 cm，离舱壁 10 cm 堆放；下水道出水口有竖箅子，并确保箅子缝小于 10 mm，地漏须加网盖。

（二）注意个人卫生

除了做好个人卫生，舰员还应仔细整理个人物品，整齐地放入各自箱柜内，不得存入包装不整或易腐败的食物。有条件时，将不能消毒或水洗的被服寝具等物品置于阳光下暴晒，可有效杀灭螨虫等病媒生物。

五、密度监测

（一）病媒生物监测方法

1. 鼠类监测

1）鼠迹法

在舱室疑有鼠类栖息活动的场所，检查是否留有鼠迹，如足印、咬痕、粪便等。监测时，不足 15 m² 的舱室算作 1 间，大于 15 m² 的舱室按每 15 m² 为 1 间折算，只要有一处鼠迹的即记录为阳性间。鼠迹阳性率 = 阳性房间数（间）/ 总房间数（间）。

2）粉迹法

用纱布袋或布粉器（箱）装滑石粉，沿舱壁地板面撒布。粉块面积为 20 cm×20 cm，厚度约为 0.5 mm。小于 15 m² 舱室布放 1 块，15 m² 舱室布放 2 块，大于 15 m² 的舱室按每 15 m² 折算为 1 间，粉块间距不小于 5 m，过道按等距 5 m 撒布；晚上布粉，次日早晨检查粉块上的鼠迹，记录阳性粉块数（可辨别有鼠迹的粉块）和有效粉块数（布放符合要求，且未受到破坏的粉块数）。粉迹法阳性率 = 阳性粉块数（块）/ 有效粉块数（块）。

3）粘鼠板法

将粘鼠板展开，紧靠舱壁放置于鼠类经常活动或栖息的场所，粘鼠板上放置一些诱饵。每 15 m² 舱室对角放置 2 张，粘鼠板应避免放置于阳光直射、地面潮湿的场所，并防止尘土等污物对粘鼠板的污染；晚上布放，次日早晨检查记录有效粘鼠板（粘到鼠或正常展开、未受损坏且未捕到鼠的粘鼠板）及捕鼠板数。粘捕率＝捕鼠板数（块）/有效粘鼠板数（块）。

2. 蟑螂监测

1）目测法

在疑有蟑螂栖息活动的场所，用手电筒照明，检查记录 3 min 内观察到的蟑螂种类、数量，并仔细查看是否留有蟑螂空卵鞘、尸体、蜕皮、残体、粪便等蟑迹。监测时，不足 15 m² 的舱室算作 1 间，大于 15 m² 的舱室按每 15 m² 为 1 间折算；发现有活蟑螂的记录为蟑螂阳性 1 间、有蟑迹的记录为蟑迹阳性 1 间。房间阳性率＝阳性房间数（间）/监测总房间数（间）；蟑螂密度＝蟑螂总数（只）/监测总房间数（间）；蟑迹阳性率＝蟑迹阳性房间数（间）/监测总房间数（间）。

2）粘捕法

使用时将粘胶板上的防粘纸揭去，露出粘胶，放约 2 g 新鲜甜面包屑于粘胶板中央，作为诱饵，将盒按说明搭成小屋——"粘蟑屋"。监测时，不足 15 m² 的舱室算作 1 间，大于 15 m² 的舱室按每 15 m² 为 1 间折算，每间放 2 盒，分放在蟑螂经常出没的地点；放置 12 h，晚放晨收，并在盒上编号、登记。阳性率＝阳性房间数（间）/监测总房间数（间）；蟑螂密度＝蟑螂总数（只）/监测总房间数（间）。

3. 蚊虫监测

1）容器指数法

检查存水容器和积水中是否有蚊子幼虫或蛹。阳性率＝阳性水体数

（个）/ 水体总数（个）。

2）吸捕法

使用电动吸蚊器捕获停落的蚊虫，每次持续 15 min。蚊密度 = 吸捕总数（只）/ 监测次数（次）。

4. 蝇类监测

采用目测法。监测时，目测记录蝇数。不足 15 m² 的舱室算作 1 间，大于 15 m² 的舱室按每 15 m² 为 1 间折算。阳性率 = 阳性房间数（间）/ 监测总房间数（间）；蝇密度 = 蝇总数（只）/ 有蝇房间数（间）。

（二）病媒生物控制指标

鼠迹阳性率小于 1%，粉迹法阳性率小于 3%，粘鼠板法粘捕率小于 1%。蟑螂房间阳性率不超过 3%；蟑螂密度不超过 5 只 / 间；蟑迹阳性率不超过 5%。存水容器和积水中不得有蚊子幼虫（蛹）；吸蚊器持续捕蚊 30 min，平均每次捕获不超过 1 只。有蝇类房间阳性率不超过 1%，阳性房间平均每间不超过 3 只，厨房、餐厅和配餐间不得有蝇。

六、卫生处理

（一）舰艇灭鼠

1. 物理防治

使用捕鼠笼捕鼠前，应逐一检查其有效性；捕鼠笼应布放在鼠类活动频繁区域如鼠洞、鼠道和鼠迹附近，距离舱壁或物体 1～2 cm，机关面向舱壁或物体并与之垂直；使用捕鼠笼灭鼠应布放足够数量，一次短期密集布放比长期少量布放捕鼠效果好；诱饵选择鼠类喜食的新鲜食物如花生米、油条或葵花籽等；晚放晨收。使用粘鼠板捕鼠时将粘鼠板展开，靠舱壁、物体放置；在粘鼠板上放置少量饵料可提高粘捕率；晚放晨收。

2. 化学防治

毒饵应盛在毒饵盒中投放在角落或物体旁，每 15 m² 投放 2 点，每点投放毒饵 20～30 g。生产、加工直接入口食品的场所禁止使用化学杀鼠剂。熏蒸剂灭鼠主要适合于舰艇进坞后，或是鼠密度过高以及鼠传疾病暴发，且能满足封舱灭鼠条件的舰艇使用。

（二）舰艇杀虫

1. 物理防治

常用的有诱捕法、粘捕法、热杀法以及灭蚊蝇灯、蚊蝇拍等。物理防治因无环境污染，特别适合于厨房、餐厅、病房或有精密仪器、电子设备等场所使用。

2. 化学防治

1）滞留喷洒

滞留喷洒一般选用可湿性粉剂、乳油、悬浮剂等加水稀释使用，喷药量为 40 mL/m²。在蟑螂、蚤螨等经常出没的场所，调节锥形喷头，进行常压滞留喷洒；对于害虫经常藏匿的缝隙、孔洞、角落等处可调节喷头，改用线状进行缝隙喷洒。对确信害虫不会到达的表面和场所，可以不喷洒。

喷洒杀虫剂须掌握正确的方法：① 喷药前应对处理场所进行虫情调查，掌握其侵害和活动情况，突出重点，点面结合，用药到位；② 喷药时先在门、窗以及其他通道上喷洒约 20 cm 左右的屏障带，防止害虫从出口处逃逸。一般按由外向内、从上到下的顺序对害虫经常出入之处和爬行的表面喷洒；在栖息的缝隙、孔洞、角落等处，应先在其周围喷洒宽约 20 cm 的药带，而后进行缝隙喷洒；③ 喷药结束后，房间密闭 1 h 左右，以防药物流失,充分发挥杀虫剂的作用;④ 见到害虫爬出时,对虫体进行直接喷洒。

2)空间喷洒

当舱室内吸血性害虫密度较高且侵害场所较多时,可考虑采用空间喷洒法快速杀灭。常用的有各类市售罐装气雾剂产品,需要大面积作业时可采用超低容量喷雾。

3)毒饵法

毒饵法是蟑螂、蝇类、蚁类防治中非常有效的措施,使用毒饵应遵循以下原则:① 投放毒饵的场所必须搞好卫生,桌面、地面、橱柜内不留食物;② 毒饵施放于害虫活动的场所和线路上,遵循"量少、点多、到位"的原则;③ 记录毒饵实际投放的地点和数量,根据毒饵的消耗情况,及时补充。

4)烟雾法

烟雾法对所有害虫都有效。使用前把食品、餐具搬出,避免污染,打开柜门、抽屉,并密闭舱室,以防烟雾漏出,处理后密闭2 h以上,人员进入前需充分通风,待驱除异味后再进入。

5)其他

其他化学防治方法还有① 毒蝇绳法:用杀虫剂浸泡线绳、麻绳或尼龙绳30 min后晾干备用,使用时,将毒绳垂直或横拉在厕所、厨房、餐厅等苍蝇常活动的场所,横拉毒绳距顶棚30 cm左右,最好不靠近四壁。毒蝇绳残效期可保持2～3个月,使用效果较好;② 蚊香:蚊香灭蚊效果较差,更多的是发挥驱避作用,保护人员不受叮咬,不宜作为杀灭措施应用。

(三)舰艇仓储害虫防治

舰艇储藏室应定期清洁,及时清理仓库内的食物残渣或缝隙中堆积的灰尘，以断绝害虫的食物来源；发现在储藏室中已存有被虫害污染的物资，应将其转入冷藏库中存放，以与其他易被污染物资隔离；对于已经受虫害污染的食品原料，应与其他物资隔离并尽快处理。仓储害虫可用熏蒸、毒饵等方式杀灭，但须严格按照有关规定选用药物、严格遵循施药程序，谨防人员熏蒸剂中毒。

七、出境检疫

舰艇出境检疫由卫勤指挥人员提出申请，由海关卫生检疫部门负责对舰艇实施检疫查验并签发证书。

（一）检验检疫查验

1. 检疫要求

出境舰船的《船舶免于卫生控制措施证书/船舶卫生控制措施证书》、船员的《国际旅行健康检查证明书》、来往黄热病疫区人员的《黄热病预防接种证书》均有效；出境船只上医学媒介生物未超过控制标准。

2. 申请与受理

船方应在舰船离境前4h内向检验检疫机构申请办理，报告出境船只的发航港、目的港、预计离港时间、载货种类等内容，填写《船舶免于卫生控制措施证书/船舶卫生控制措施证书》。检验检疫机构在接受申请后，安排时间进行检疫查验。

3. 卫生检查

采用随船检疫方式，检查食品储存库、厨房、餐厅、配餐间、公共场所、舱室、甲板、缆绳堆垛和救生艇，根据发现的活鼠、死鼠、鼠粪、鼠咬痕、鼠巢，判断鼠患侵害情况；检查厨房、餐厅、配餐间、食品储存库、宿舱、存水容器和积水，根据发现病媒昆虫的情况判断其侵害情况；检查防鼠板数量及悬挂效能；检查公共场所、厨房、餐厅、配餐间的防蚊蝇设备；检查灭鼠、杀虫药械的效能及数量等。检查完毕后检验检疫机构通报检查结果，说明对船只的处理意见。

4. 签发证书

根据检查结果，发现有鼠患或其他媒介生物超过控制标准的船只，将对其实施卫生控制措施，签发《船舶卫生控制措施证书》；无鼠患、其他媒介生物达到控制标准的，签发《船舶免于卫生控制措施证书》。船舶卫生证书有效期为 6 个月，如有需要，且未发现污染证据的，可在原《船舶免于卫生控制措施证书》上加盖延期章，将其有效期延长 1 个月。

（二）卫生监督

1. 要求

卫生监督一般是在舰艇离境之前进行，但对于来自检疫传染病疫区船员尚处在该病潜伏期的船只、本航次曾发生有流行病学意义事件的船只、入境检疫证签注有卫生管理事项的船只、上个航次曾被要求限期卫生整改的船只在靠泊后由卫生监督员登船监督。

2. 内容与方法

1）询问

询问船员是否发现有啮齿动物、病媒昆虫，并询问其分布范围和程度。

2）查阅卫生证件和有关资料

相关资料和证件包括船舶免于卫生控制措施证书/船舶卫生控制措施证书、交通工具卫生证书、卫生管理制度、健康证明书和预防接种证书、食品和饮用水供应清单、载货清单、压舱水装载清单及航海日志等。

3）现场检查

同出境检疫。

4）医学媒介生物控制监督评定标准

鼠患情况：无新鲜鼠粪、新鼠迹、鼠咬痕、鼠跑道的，得满分；查出新鲜鼠粪、新鼠迹、鼠咬痕、鼠跑道的终止评定。

病媒虫害情况：无病媒昆虫，得满分；有病媒昆虫孳生场所，得 0 分；有病媒昆虫的，终止评定。

防鼠、防蚊、防蝇设施：无防鼠板或防鼠板规格无效（直径大于 70 cm），得 0 分；防鼠板数量大于 10 块，得满分；厨房餐厅有防蚊防蝇设施，得满分；无防蚊防蝇设施，得 0 分。

防鼠、除虫药品和器械：捕鼠器械和灭鼠剂充足有效，得满分；无有效的捕鼠器或灭鼠剂，得 0 分。杀虫药械充足有效，得满分；无有效杀虫药械，得 0 分。

5）结果判定

对符合评价指标的舰只，实施不定期卫生监督，办理《交通工具卫生证书》；对不符合评价指标的舰只，督促改进、限期整改，并实施定期卫生监督、增加卫生监督频率；对于严重不符合评价指标的舰只，列入重点监督对象并实施卫生处理。

6）档案记录

填写出境船舶卫生监督记录表，整理分析监督资料，建立卫生监督管理档案数据库。

第九章

舰艇航渡

一、在海上航行所需防护工作

（一）定期监测，及时掌握侵害动态

即使在出航前做过严格的消杀工作，也不意味着孳生在舰艇上的病媒生物已被彻底消除。这是因为：① 害虫在某些特定的生长期对杀虫剂耐药，如蟑螂卵鞘，药物喷洒基本不可能将其杀灭；② 不同个体对药物耐受性有差异，总会有残存个体；③ 再严密地灭杀，仍可能有漏处理的场所，给害虫提供了很好的庇护。基于以上原因，环境里数量极少的病媒生物在一定时间内仍会达到较高密度水平。以德国小蠊为例，一次彻底消杀后，残存个体会在6～8周内繁殖扩张形成新的种群。而随着舰艇不断靠岸补给，新的病媒生物可能会随补给物品上舰，在适合的温湿环境内迅速扩张，形成危害。所以航渡期间做好密度监测工作，掌握其侵害动态，及时灭除，才能把病媒生物牢牢控制在较低水平，达到事半功倍的效果。

通常来讲，卫生条件较好的舰只启航后首次密度监测应在不超过3周内进行，随后根据灭杀工作的开展情况，可缩短监测周期，但通常应不超过2周为宜；卫生条件较差的舰只启航后首次密度监测应不超过2周，随后每周进行监测，连续两周监测密度不超标的，可改为每两周监测一次。

舰艇在每次大量补给物资后，须随时开展监测；监测点选取时，厨房、餐厅、食品仓库等重点场所的占比应不低于 60%。

（二）精准定位处理场所，合理选择控制措施

航渡期间病媒生物控制应遵循以下几点原则：① 做好宣传教育工作，形成全员参与、群策群力、集中灭杀的良好氛围；② 根据监测结果，有针对性地处理有病媒生物侵害的场所，绝不搞"胡子眉毛一把抓"，大范围甚至地毯式施药；③ 确立以环境治理为主、物理防治为辅，必要时启用化学杀灭的综合控制原则。

（三）化学杀虫剂的合理使用

（1）选择施药方法时，优选次序依次为毒饵（毒笔）法、滞留喷洒法、空间喷洒法、烟雾法、热烟雾法。一般来讲，要根据不同的防治部位和虫情进行方法的选择，如厨房、餐厅尽量用毒饵及灭虫灯、粘蝇纸等物理方法；机房用毒饵维持低密度水平，密度高时可用烟雾法；住舱多用粘蟑盒、可粘贴式毒饵盒等，密度高时使用滞留喷洒效果较好。

（2）选用药物时，应考虑害虫的抗性水平，以及杀虫药剂的混用与轮用，防止抗药性的产生和发展；在此基础上，药物可优选 WHO 推荐可在室内使用的，优选毒性较低对环境友好的，优选气味刺激较小的。杀虫剂轮用时要选择不同类别及杀虫作用机理不同的，避免同一种有效成分的药物长期使用；药物混用比较复杂，要摒弃凡是作用机理不同的药物混配即可增效的错误理解，不支持药物的盲目混配，最好是市售的、含不同杀虫类型杀虫剂的制剂，如顺式氯氰菊酯·残杀威、吡虫啉·高效氯氟氰菊酯混剂等。

（3）选用剂型时，空间处理优先选用水乳剂、微乳剂、微胶囊剂等水基剂型；表面滞留喷洒时悬浮剂、可湿性粉剂持效性较好；慎用乳油、油性烟

雾剂等对环境污染较大的剂型。

（4）烟雾剂对于舰艇环境灭杀害虫具有很好的效果，但在载人时，需在可控条件下操作：一是要确保处理空间具有密封性；二是处理空间不能有人员滞留；三是密闭处理时间不少于 2 h；四是处理后应充分通风，待气味散尽后人员方可进入。

（四）灭鼠剂的合理使用

通常来讲，航渡时不建议使用灭鼠剂灭鼠，尽量采用粘鼠板、鼠笼等器械捕获。但在鼠密度较高，或在鼠传性传染病风险较高地区补给物资后发现有老鼠上舰，又或在确定舰上有鼠传性传染病病例时，应立即使用灭鼠剂灭鼠。其中在确定舰上有鼠传性传染病病例时，须及时报告舰艇军政首长，启动相关预案除鼠。慢性灭鼠剂时效性差，携毒鼠要取食几日后才死亡，此时已不再适用。

二、在狭水道或近岸航行所需防护工作

狭水道航行及近岸航行时，沿岸具有飞行能力的病媒生物，如蚊、蝇、蠓、蚋、白蛉等容易飞入舰艇，应做好防护工作。

（一）做好甲板卫生

除保持甲板卫生清洁外，须将放置在甲板上的淡水、果蔬、垃圾等食材、厨余及沾染有食物的用具收回舱内，以免吸引飞虫、鸟类因取食而飞入；清除甲板表面、物资防雨布及武备坑洼等处积水，不给蚊类等提供产卵所必需的水体。

（二）加强物理防护

狭水道或近岸航行时，应关闭舱门和舷窗；在不设门的过道等处放下防蝇帘；在厨房餐厅等食源集中场所挂起粘蝇绳，将飞入舱室的飞虫及时粘捕。

（三）加强执勤人员个人防护

在傍晚、凌晨等吸血类昆虫活动高峰时，执勤人员在脖颈、脸部等裸露部位应涂抹驱避剂，以防叮咬。

第十章

舰艇靠泊后的防治工作

　　舰艇停靠码头后，应由专业消杀人员对码头进行全方位消杀，必要时可扩大消杀范围，以减少当地病媒生物上舰的概率，并对以下几种病媒生物进行及时的防治。

一、对鼠类的防治

（一）做好码头防鼠措施

　　舰艇停泊在港口时，船舷与码头间隔至少为 1.8 m，所有缆绳都应正确安装挡鼠板，锥点朝向船舶，距离码头至少 1.8 m，与船的距离大于 0.6 m 并填塞好空隙；鉴于鼠类昼伏夜出的生活习性，夜间应使用强光照射舷梯和侧门；两舰相靠时，两舷最小间距处应大于 1 m。

（二）搞好舰艇环境卫生

　　舰艇靠泊港口码头时，应及时妥善处置餐厨、生活垃圾，重点做好主副食仓库、伙房、餐厅等重点部位的卫生整治，消除繁殖条件和降低舰艇对鼠类的吸引力，是防治鼠害的关键。

（三）落实物资查验制度

补给物资装载前应在码头对其进行查验，仔细查找有无粪便、尿液、毛发、咬痕等鼠类动物活动的迹象。对于受到污染的物资，应视情况进行相关处置，污染较轻的应进行彻底的消毒和清洗后方可上舰，污染较重的不得上舰并协调物资补给方予以退换。物资上舰后，其周围布撒滑石粉检查鼠迹，便于及时发现、及时除鼠。

二、对蟑螂的防治

（一）定期检查，搞好环境卫生

一般情况下，每周进行一次巡查，重点关注厨房、仓库和餐厅，其次为报务室、雷达室、海图室和住舱。如果发现蟑螂，要立即采取措施。另外，要搞好舱室内外环境卫生，正确储存库存食品、及时清理仓库的纸板纸箱、清除泄漏和溢出的水源、做好日常勤务管理，及时修补破损和裂缝。

（二）落实物资查验制度

码头物资补给前应进行例行检查，可采取随机抽检的方式。重点检查土豆、洋葱、饮料、烘烤食品、奶制品以及所有纸箱上有无蟑螂的卵鞘、若虫和成虫。重点物品应分类存放。对受到污染的物品，应立即将其从补给物资中撤出。

三、对蚊蝇的防治

舰艇上的蚊蝇主要由码头上飞来，因此做好码头灭蚊蝇工作是关键。

（一）蚊虫防治

灭蚊应从水体治理开始，定期清除舰艇甲板、住舱以及码头上的积水可以有效减少蚊子的孳生地。靠泊码头港口时，要随手关闭舱门和舷窗以防止户外蚊子入侵。武警执勤前，可在脖颈、脸部等裸露部位涂抹趋避剂。

（二）苍蝇防治

舰艇上蝇类活动场所以厨房及餐厅为主，因此，宜采用拍打、粘蝇纸、毒饵或毒绳等方法为妥。环境的定期清洁有助于减少苍蝇的食源、水源和孳生地；伙房班要将丢弃的餐厨垃圾集中处理，垃圾桶应加盖，并做到日产日清。必要时，可使用杀虫剂灭蝇。

四、对其他常见有害生物的防治

舰艇靠泊港口码头时，陆岸一些有害生物，特别是具有飞行能力的昆虫会飞上舰艇，常见的主要有以下几类。

（一）蠓、蚋、白蛉

1. 蠓

蠓，俗称"小咬""小黑蚊"，成虫体长约 1～4 mm，呈黑色或褐色，中胸发达，前、后胸较小，背面呈圆形隆起，翅短宽，翅上常有斑和微毛。常在水塘、沼泽、树洞、石穴的积水及荫蔽的潮湿土壤中孳生，雌性成虫吸血，被蠓刺叮处常有局部反应和奇痒，甚至引起全身过敏反应。蠓可传播丝虫病、乙型脑炎等多种疾病。

2. 蚋

蚋俗称"黑蝇"，成虫体长约 1.5～5 mm，多为黑色，中胸发达，背部隆起如驼背，翅大而透明、翅上无色斑。幼虫孳生于流水中，成虫栖息于附近的草丛和灌木丛中，雌性成虫吸血，非常凶猛。被蚋刺叮后，初时不觉疼痛，稍后渐感痛痒，刺叮处有出血点，留下小孔，渗出组织液，常引起局部红肿，甚至发炎和溃烂。蚋是盘尾丝虫病的重要传播媒介。

3. 白蛉

白蛉成虫体长 1.5～4 mm，与蚊相似，呈灰黄色，全身密被细毛。幼虫孳生在沿岸的潮间带、泥中或潮湿的有机碎屑中，成虫在夜间活动，雌性成虫吸血，被白蛉叮咬后有人可毫无反应，有人感觉微痒或剧痒，局部出现红色丘疹、风团、小结节或糜烂、水疱等损害，愈后可留下色素沉着的斑片。白蛉可传播白蛉热、利什曼病、巴尔通病等疾病。

舰艇环境不适合蠓、蚋、白蛉孳生，主要是在甲板侵袭值守或工作人员，可涂抹驱避剂，做好个人防护以防叮咬，对于入侵舱室的昆虫可参照灭蚊方法局部喷洒杀虫剂处理。

（二）蚁类

常见的有蚂蚁、白蚁、红火蚁等，均为社会性昆虫。蚁类可随补给物资潜入舰艇，之后在墙角缝隙或仪器设备箱体内筑巢。除了窃取食物，传播病原体之外，有的蚁类还会攻击人类，特别是红火蚁危害严重，人体被红火蚁叮蜇后有如火灼伤般疼痛感，其后还会出现如灼伤般的水泡。多数人仅感觉疼痛、不舒服，但也有少数人对毒液中的毒蛋白过敏，会产生过敏性休克，有死亡危险。若水泡或脓包破掉，稍不注意清洁卫生时就易引起细菌二次感染。

对于入侵舰艇的蚁类防治以化学方法为主，可用蟑螂毒饵毒杀，也可使用喷洒液剂来灭杀，施药方法参照蟑螂防治进行。通常，首先应使用毒饵诱杀全巢蚂蚁，切记不要一开始就全面施用气雾杀虫剂或喷雾剂，以免造成种群扩散而加重蚁害。

（三）飞蛾类

飞蛾是鳞翅目昆虫的泛称，种类繁多，成虫翅、体及附肢上布满鳞片，飞蛾类多在夜间活动，喜欢在光亮处聚集。除少数种类是农林害虫外，大多飞蛾对人类几乎没有健康危害，但鳞翅目昆虫的鳞片如果在振翅的过程中脱落，会引起部分人的吸入过敏反应，此外极少种类的飞蛾也有毒性。舰艇靠泊码头时，船上的灯光会吸引附近的飞蛾聚集在灯光下，它们飞行盘桓在光源周围可对值守人员造成侵扰。甲板上的飞蛾防治可应用杀虫灯，杀虫灯是利用昆虫具有较强的趋光、趋波特性，应用特定的光源和声波对飞蛾产生趋光兴奋效应，引诱害虫扑向光源，光源外配置高压击杀网，可达到灭杀飞虫的目的。太阳能杀虫灯是利用太阳能电池板作为用电来源，其将白天太阳能发的电贮存起来，晚上放电给杀虫灯具，供其工作，适合舰艇靠泊后使用。

（四）蝗虫类、蟋蟀类

蝗虫类、蟋蟀类都属于直翅目，特点为中大型，触角丝状或剑状，前胸背板十分发达，腹部不缢缩，前翅为覆翅，后翅为膜翅，后足为跳跃足，许多种类是农业害虫。舰艇靠泊时可能会有蝗虫、蟋蟀飞到甲板上，但停留一段时间后因缺少食源，就会自行飞离或自然死亡。对待这一类害虫，重要的是做好甲板上厨余垃圾，特别是淡水、蔬菜类垃圾的管控，以免为其提供食物和水源，造成聚集。在蝗灾严重地区靠泊时，可在甲板区域喷洒拟除虫菊酯类杀虫剂，起到驱杀作用。

第十一章
舰艇返航

一、调查监测

任务结束准备返航时，在离开最后一个国外港口后 2 日内，须开展全舰范围内的病媒生物侵害调查。主要采取询问法和密度监测法。

（一）询问法

询问法主要针对新入侵的有害生物开展。询问舰员有无发现新的病媒生物入侵舰艇，以及侵害性状、侵害场所等；如有报告，则须开展详细调查，明确其种类、侵害程度，并评估其潜在风险，在了解掌握其生活习性、防治方法后再拟定防治方案。

（二）密度监测法

调查人员携带病媒生物调查器具沿舰艇一侧开始，环绕一圈，依次仔细检查舰上的所有场所和部位（生活区外包括主甲板、后甲板、上甲板等各层甲板以及货舱、前尖舱、对外相通的机器间、储物间、仓库、垃圾存放点等场所和部位；生活区包括厨房、餐厅、食品库、住舱、走廊、休息室、更衣室、公共卫生间、医务室、驾驶台、机舱以及天花板等场所和部位）。根据不同病媒生物种类，重点检查相对应的主要场所和部位，防止遗漏。调查了解船舶结构和病媒生物侵害种类，程度、栖息孳生和活动场所及范围。

舰艇上发生媒介传染病疫情时，调查人员应做好个人防护。

1. 鼠类侵害情况

采用第八章所述鼠迹法，重点检查生活区内的厨房、餐厅、食品库、物料库、杂物储存场所与生活区外甲板上的缆绳堆、垃圾桶周围、前尖舱、仓库以及货舱（不含油水舱）鼠类侵害情况。情况允许时也可采用第八章粘鼠板法进行鼠类侵害调查。

2. 蟑螂侵害情况

手持强光手电筒，依次检查船舶上的所有部位，重点检查生活区内厨房、餐厅、垃圾桶周围、食品仓库、士兵住舱、卫生间等场所的蟑螂侵害情况。同时也注意检查后甲板对外开放场所、主甲板货舱舱口周围、前尖舱等场所的蟑螂侵害情况。

3. 蚊类侵害情况

手持电动吸蚊器，沿舰艇一侧按照后甲板（包括门洞、溢油池、对外开放的仓库间、理货房、船尾缆绳堆、绞缆机底座下等场所）、主甲板（货舱舱口周围）、前尖舱两侧角、船头缆绳堆、上甲板、底层生活区走廊、更衣室、驾驶台及其外围的顺序依次检查。重点检查生活区外和货舱口外壁阴凉避风的场所墙壁下部离地 1 m 部位及积水场所蚊类侵害情况。

4. 蝇类侵害调查

沿舰艇一侧依次检查所有部位。重点检查船舶生活区外后甲板的垃圾容器周围、缆绳堆、栏杆、生活区周围、货舱周围、上甲板和生活区内厨房（包括垃圾器容器）、餐厅、驾驶室、底层生活区走廊等场所的蝇类侵害情况。

二、卫生处理

通过调查监测，判定舰艇常见病媒生物孳生情况是否符合控制标准，是否需开展必要的卫生处理。对于新入侵的病媒生物或有害生物则必须严格灭杀，对于无法识别又难以灭杀的有害生物须向所属卫生部门及时报告，请求专业技术支援，严禁将其带回国内。卫生处理方法参照航前准备相关方法进行。

三、入境检疫

归国舰艇须在最先抵达口岸的指定地点接受检疫，经检疫合格后方可入境。在舰艇预计抵达口岸 24 小时前（航程不足 24 小时的，在驶离上一口岸时）向检验检疫机构申报，填报入境检疫申报书；接受入境检疫的舰只，在航行中发现检疫传染病、疑似检疫传染病，或者有人非因意外伤害而死亡并死因不明的，必须立即向入境口岸检验检疫机构报告；检验检疫机构对申报内容进行审核，采取随船方式实施检疫；检验检疫机构对经检疫判定没有染疫的入境舰艇，签发《船舶入境卫生检疫证》，对经检疫判定染疫、染疫嫌疑或者来自传染病疫区应当实施卫生除害处理的，在实施相应的卫生除害处理或者注明应当接受的卫生除害处理事项后，签发《船舶入境检疫证》。

检验检疫查验与卫生监督参见第八章出境检疫部分。

四、记录与报告

舰艇病媒生物控制情况及药械使用情况应以书面形式记录下来，以备后续卫生督查或为其他防疫工作提供基础资料。须指出的是舰艇病媒生物控制记录与报告应贯穿整个任务期间，而不仅是为任务结束做的工作总结。须记录内容大体包括以下 4 个方面。

（一）物资出库、入库记录

记录表应包括杀虫灭鼠药械、辅助器械、防护用品、计量工具等（见表11-1）。

表 11-1 物资出库、入库记录表（舷号：　　）

时间	出 / 入库	杀虫剂 （灭鼠剂）	杀虫（灭鼠） 器材	喷雾器	防护 用品	其他	记录人
	入库						
	出库						
	出库						
	……						
	小计						
	入库						
	出库						
	出库						
	……						
	清点						

（二）病媒生物密度监测记录

应包括舰艇主要病媒生物种类的监测记录（见表11-2～表11-9）。

表 11-2　鼠迹法鼠密度监测记录表

舷号：

序　号	监测房间数	有鼠迹房间数	阳性率 /%	阳性场所名称

监测日期：　　　　　　　　　　　　　　监测人：

表 11-3　粉迹法鼠密度监测记录表

舷号：

序号	布粉块总数	有效粉块数	阳性粉块数	阳性率 /%	阳性场所名称

监测日期：　　　　　　　　　　　　　　监测人：

表 11-4　粘鼠板法鼠密度监测记录表

舷号：

序号	粘鼠板总数	有效粘鼠板数	粘鼠数	粘捕率 /%	阳性场所名称

监测日期：　　　　　　　　　　　　　　监测人：

表 11-5 目测法蟑螂密度监测记录表

序号	监测间数	活 蟑 螂				蟑 迹		阳性场所名称
		阳性间数	房间阳性率/%	蟑螂总数	蟑螂密度/（只/间）	阳性间数	房间阳性率/%	

监测日期： 监测人：

表 11-6 粘捕法蟑螂密度监测记录表

序号	监测房间数	阳性间数	房间阳性率/%	蟑螂总数	蟑螂密度/（只/间）	阳性场所名称

监测日期： 监测人：

表 11-7 容器指数法蚊密度监测记录表

序号	阳性水体数	积水总数	阳性率/%	阳性场所名称

监测日期： 监测人：

表 11-8　吸捕法法蚊密度监测记录表

序号	吸捕蚊虫总数	监测次数	蚊密度 /（只 / 次）	捕蚊场所名称

舷号：

监测日期：　　　　　　　　　　监测人：

表 11-9　目测法蝇密度监测记录表

序号	阳性房间数	监测房间数	阳性率 /%	蝇总数	蝇密度 /（只 / 间）	阳性场所名称

舷号：

监测日期：　　　　　　　　　　监测人：

（三）病媒生物灭效评估记录

应包括舰艇主要病媒生物种类的灭效评估记录（见表 11-10）。

表 11-10　病媒生物灭效评估登记表

序号	病媒生物种类	灭前密度		灭 后 密 度							
		有 / 无	平均	1 周	2 周	3 周	4 周	5 周	6 周	7 周	8 周

舷号：

（续表）

舷号：											
序号	病媒生物种类	灭前密度		灭 后 密 度							
		有 / 无	平均	1周	2周	3周	4周	5周	6周	7周	8周
合计											
监测法： 监测日期： 监测人：											

（四）药械使用情况登记表

应包括病媒生物防治药物器械使用情况的记录（见表 11-11）。

表 11-11 病媒生物防治药物器械使用情况登记表

舷号： 记录人： 时间：						
药 剂						
商品名称	生产厂家	有效成分及含量	剂 型	使用剂量	使用量	杀灭效果
器 械						
名 称	生产厂家		性 能 状 况		维 修 情 况	
			良 好	故 障	良 好	报 废

参考文献

［1］傅桂平，李光英，季颖，等.世界卫生组织对公共卫生害虫推荐的防治方式和农药剂量范围［J］.农药科学与管理，2012，33（11）：4-8.

［2］管柏林.海军部队病媒生物防治应用手册［M］.北京：海潮出版社.2010.

［3］管柏林，曹敏.海军"四害"防治手册［M］.北京：海军爱国卫生运动办公室.2002.

［4］郝蕙玲，孙锦程，巴剑波，等.舰艇病媒生物本底调查研究［J］.中华卫生杀虫药械，2011，17（4）：283-285，288.

［5］贾德胜，吴光华.蝇类防治（四）——蝇类的防治方法［J］.中华卫生杀虫药械，2008，14（4）：309-312.

［6］贾德胜，吴光华.蝇类防治（五）——不同场所蝇类的防治［J］.中华卫生杀虫药械，2008，14（5）：387-390.

［7］姜志宽，吴光华.蟑螂防治（四）——蟑螂的环境、物理与生物防治［J］.中华卫生杀虫药械，2009，15（4）：330-332.

［8］林永丽，郝蕙玲，孙锦程.害虫微生物防治的研究现状与展望［J］.医学动物防治，1999，15（3）：155-158.

［9］罗曾玲，龚擎红，肖海群，等.拟除虫菊酯杀虫剂对鱼类毒性作用的研究进展［J］.江西水产科技，2011（2）：45-48.

［10］谢涛，熊丽，王奎，等．拟除虫菊酯类杀虫剂对鱼类的毒性研究［J］．生物学教学，2005，30（7）：47-48．

［11］杨建军．论舰船鼠害防治的问题和对策［J］．中国医药导报，2007，4（26）：154-155．

［12］《医学动物防治》杂志社．医学昆虫及鼠类防治专辑［M］．石家庄：医学动物防治杂志社．1999．

［13］汪诚信．有害生物防治（PCO）手册［M］．武汉：武汉出版社．2002．

［14］王德森，夏艳卫，张竞声，等．我国臭虫防治中存在的问题及解决对策［J］．中国媒介生物学及控制杂志，2020，31（4）：502-507．

［15］王以燕，江伟燐，陈国伟，等．中华卫生杀虫药械杂志社．全国卫生杀虫药械与应用技术培训班讲义［M］．济南：中华卫生杀虫药械杂志社．2007．

［16］张倚，裘炯良，郑剑宁，等．高浓度硫酰氟熏蒸灭鼠与灭蟑螂效果的观察［J］．中华卫生杀虫药械，2011，17（1）：31-33．

［17］张一宾．近十年全球拟除虫菊酯类杀虫剂的发展动向［J］．农药，2015，54（2）：79-82．

［18］褐家鼠［EB/OL］．［2021-02-01］．https://baike.sogou.com/v2528618.htm?fromTitle.

［19］黄胸鼠［EB/OL］．［2021-02-01］．https://baike.sogou.com/v2531211.htm?fromTitle.

［20］蚊子［EB/OL］．［2021-02-02］．https://baike.sogou.com/v105081.htm?fromTitle.

［21］臭虫［EB/OL］．［2021-02-24］．https://baike.sogou.com/v213288.htm?fromTitle.

［22］国家质量监督检验检疫总局．船舶免于卫生控制措施证书/船舶卫生控制措施证书［Z］．国家质检总局，2008．

［23］国家质量监督检验检疫总局. SN/T 1244-2003 入出境船舶卫生监督规程［Z］.国家质检总局，2003.

［24］国家质量监督检验检疫总局. SN/T 1258-2003 入出境船舶卫生监督评定标准［Z］.国家质检总局，2003.

［25］国家质量监督检验检疫总局. SN/T 1308-2003 出入境船舶检验检疫查验规程［Z］.国家质检总局，2003.

［26］杨振洲，马雅军.军事有害动物防护手册［M］.北京：人民军医出版社，2014.

［27］主皓.非战争军事行动卫生防疫［M］.北京：解放军出版社，2011.

［28］汪诚信.有害生物防治（PCO）手册［M］.武汉：解放军出版社，2000.

［29］中华人民共和国外交部.［EB/OL］. https://www.fmprc.gov.cn/web/.

［30］世卫组织网站.［EB/OL］. https://www.who.int/.

［31］世卫组织东地中海地区网站.［EB/OL］. http://www.emro.who.int/index.html.

［32］世卫组织东南亚地区网站.［EB/OL］. https://www.who.int/southeastasia.

［33］美国疾控预防中心.［EB/OL］. https://www.cdc.gov/.

［34］斯里兰卡卫生部.［EB/OL］. http://www.health.gov.lk/.

［35］美国中央情报局世界概况网站.［EB/OL］. https://www.cia.gov/the-world-factbook/.

［36］国际旅行者医疗救助协会.［EB/OL］. https://www.iamat.org/.

致　谢

　　感谢所有参编者的努力工作，感谢张建、陈华、王志慧在书稿筹划、组织、审阅方面的辛苦付出。感谢黄仁强提供了部分图片资料。还有许多奋战在基层防疫一线的战友、同行们，也为编写提供了很多启发和数据支撑，特别是潘俊友、运泰来、邹声听等几位海军卫生防疫专家，在本书编写过程中用他们丰富的实践经验给予了编者相当重要的指导与帮助。在此一并表示衷心的感谢！